STRETCHING

Catalogage avant publication de Bibliothèque et Archives nationales du Québec et Bibliothèque et Archives Canada

Anderson, Bob

    Stretching

    (Collection Sports)

    Traduction de : Stretching.

    ISBN 978-2-7640-1442-4

    1. Stretching. I. Titre. II. Collection : Collection Sports.

RA781.63.A5214 2009   613.7'182   C2009-940252-1

2009, Les Éditions Quebecor
Une compagnie de Quebecor Media
7, chemin Bates
Montréal (Québec) Canada
H2V 4V7

Dépôt légal : 2009
Bibliothèque et Archives nationales du Québec

Pour en savoir davantage sur nos publications
visitez notre site : www.quebecoreditions.com

Éditeur : Jacques Simard
Conception de la couverture : Bernard Langlois

Imprimé au Canada

Gouvernement du Québec – Programme de crédit d'impôt pour l'édition de livres – Gestion SODEC.

L'Éditeur bénéficie du soutien de la Société de développement des entreprises culturelles du Québec pour son programme d'édition.

Nous reconnaissons l'aide financière du gouvernement du Canada par l'entremise du Programme d'aide au développement de l'industrie de l'édition (PADIÉ) pour nos activités d'édition.

DISTRIBUTEURS EXCLUSIFS :

• Pour le Canada et les États-Unis :
MESSAGERIES ADP*
2315, rue de la Province
Longueuil, Québec J4G 1G4
Tél.: (450) 640-1237
Télécopieur: (450) 674-6237
* une division du Groupe Sogides inc.,
filiale du Groupe Livre Quebecor Média inc.

• Pour la France et les autres pays :
INTERFORUM editis
Immeuble Paryseine, 3, Allée de la Seine
94854 Ivry CEDEX
Tél.: 33 (0) 4 49 59 11 56/91
Télécopieur: 33 (0) 1 49 59 11 33

**Service commande France
Métropolitaine**
Tél.: 33 (0) 2 38 32 71 00
Télécopieur: 33 (0) 2 38 32 71 28
Internet: www.interforum.fr

**Service commandes Export –
DOM-TOM**
Télécopieur: 33 (0) 2 38 32 78 86
Internet: www.interforum.fr
Courriel: cdes-export@interforum.fr

• Pour la Suisse :
INTERFORUM editis SUISSE
Case postale 69 – CH 1701 Fribourg –
Suisse
Tél.: 41 (0) 26 460 80 60
Télécopieur: 41 (0) 26 460 80 68
Internet: www.interforumsuisse.ch
Courriel: office@interforumsuisse.ch

Distributeur : OLF S.A.
ZI. 3, Corminboeuf
Case postale 1061 – CH 1701 Fribourg –
Suisse

Commandes : Tél.: 41 (0) 26 467 53 33
Télécopieur: 41 (0) 26 467 54 66
Internet: www.olf.ch
Courriel: information@olf.ch

• Pour la Belgique et le Luxembourg :
INTERFORUM editis BENELUX S.A.
Boulevard de l'Europe 117,
B-1301 Wavre – Belgique
Tél.: 32 (0) 10 42 03 20
Télécopieur: 32 (0) 10 41 20 24
Internet: www.interforum.be
Courriel: info@interforum.be

BOB ANDERSON

STRETCHING

LES ÉDITIONS
Quebecor

Sommaire

Introduction

Des millions de gens découvrent aujourd'hui les bienfaits de l'exercice physique. De plus en plus nombreux, ils envahissent les courts de tennis, font du jogging, de la marche, du vélo ou de la natation. Un seul leitmotiv : « être en forme ». D'où vient cet intérêt si soudain pour le bien-être du corps ?

Qui peut nier que les personnes actives aient une vie mieux remplie et équilibrée ? Garder la forme, c'est lutter plus efficacement contre la maladie ou la dépression et pouvoir, même à un âge avancé, s'atteler avec enthousiasme et énergie à de nouveaux projets.

En développant la prévention, la science médicale a pris en compte le fait que le manque d'activité physique prédisposait à des ennuis de santé. En même temps que les progrès en matière d'hygiène, cette constatation a favorisé un changement du mode de vie. L'engouement actuel pour l'exercice n'est pas une marotte, une simple mode passagère. Nous comprenons désormais qu'il ne suffit pas d'être actif de temps en temps, mais qu'il faut faire de l'exercice une discipline permanente. Pour rester en bonne santé, l'activité physique doit être la règle, non l'exception.

Jadis, les méfaits de la vie sédentaire étaient moindres, sinon inexistants. Pour survivre, il fallait travailler dur. Paysans, bûcherons passaient le plus clair de leur temps au grand air. Le labeur quotidien exerçait leur résistance aux atteintes de la maladie. Mais avec l'avènement de la révolution industrielle, la machine a commencé à supplanter les travaux manuels, et les gestes mécaniques et étriqués ont remplacé l'harmonie des mouvements naturels.

Si le machinisme a supprimé beaucoup de tâches pénibles et simplifié la vie sur de nombreux plans, il a également engendré des problèmes nouveaux. Au lieu de marcher, nous restons assis derrière un volant. Les ascenseurs remplacent les escaliers. Autrefois toujours en mouvement, le corps se transporte aujourd'hui sans effort d'un endroit à l'autre. L'*Homo erectus* passe la majeure partie de son temps en position assise. privé de l'exutoire d'une activité physique journalière, le système nerveux accumule les tensions, les muscles se contractent et s'affaiblissent. Notre corps et l'énergie vitale qui l'anime nous deviennent pratiquement étrangers.

Heureusement, les pires choses ont une fin. Les années soixante-dix ont été caractérisées par un changement de mentalité. La santé n'est plus vécue comme un don divin ou une fatalité. Chacun est en droit de la contrôler, d'espérer prévenir les maladies qui la menacent. Le plaisir du confort immobile a cédé la place à la redécouverte du mouvement. L'idée s'impose rapidement : la vie gagne à être plus active, quels que soit notre âge ou notre situation personnelle.

Les capacités d'auto-guérison du corps humain sont phénoménales. Après l'intervention d'un chirurgien qui traite une anomalie puis recoud les chairs qu'il a incisées, la nature prend le relais et finit le travail. Nous possédons tous ces moyens presque miraculeux de recouvrer la santé, non seulement pour surmonter les séquelles d'une opération mais, plus simplement, pour compenser une baisse d'activité ou les effets d'un mauvais régime alimentaire.

Et le stretching, dira-t-on, qu'a-t-il à voir avec tout cela ? C'est un maillon important entre la vie sédentaire, typique du monde moderne, et la vie active dont nous avons besoin. Il ne suffit pas de vouloir créer ce lien quotidien entre deux formes de comportement corporel. Encore faut-il éviter une transition trop brutale. Ceux d'entre vous qui ont choisi le vélo, le tennis, le jogging ou l'athlétisme connaissent cette difficulté car, dans ces dissiplines où la force joue un grand rôle, la raideur et le manque de souplesse ne pardonnent pas. Pratiqué régulièrement, avant et après l'effort sportif, le stretching délie les muscles et prévient bien des foulures, sans oublier le *tennis-elbow* des fanas de la raquette ou la tendinite des joggers du dimanche.

Les gens qui souhaitent entretenir leur forme physique par des loisirs actifs sont de plus en plus nombreux. Aussi doivent-ils bénéficier d'une information sérieuse. Le stretching ne présente aucune difficulté particulière, mais son enseignement et sa pratique doivent reposer sur une connaissance correcte des techniques qui le composent et en font un système cohérent. On risque, à défaut, d'en retirer plus de mal que de bien.

Correctement pratiqué, le stretching provoque une sensation de bien-être. Inutile de chercher à dépasser vos limites du moment. Si vous y parvenez, cela se fera sans violence, sans combat contre vous-même. Vous n'aurez pas à adapter au stretching votre musculature ou votre condition physique. C'est l'inverse qui doit se réaliser. Régularité et relaxation sont les deux clefs du succès. Il s'agit de diminuer la tension musculaire et, partant, de favoriser une plus grande liberté de vos mouvements. Nous sommes éloignés des techniques qui visent à donner de la souplesse à tout prix, avec le lot inévitable de traumatismes que récoltent ceux qui pensent que « forcer » est un gage de réussite.

Observons les animaux : un chat ou un chien savent d'instinct comment s'étirer. Ils le font spontanément, sans exagération. Continuellement et naturellement, ils opèrent une mise au point des muscles qu'ils devront utiliser.

Loin de provoquer l'émulation ou la course à la performance, le stretching est au contraire relaxant. Il laisse une impression de calme qui facilite le contrôle de vos muscles et tendons. C'est une activité « sur mesure », qui vous rend libre d'être vous-même et d'apprécier cette liberté.

Notre méthode s'adresse à tous. Nul besoin d'être un grand athlète. Inutile de chercher l'exploit. Lancez-vous progressivement, lentement, surtout au début. Laissez à votre corps le temps de s'adapter aux tensions de l'activité physique. Respectez ce rythme et reprenez régulièrement les exercices choisis. Dites-vous bien que, dans ce domaine, les résultats ne s'obtiennent jamais en vingt-quatre heures.

Si vous passez ce premier cap, vous prendrez vite plaisir à pratiquer les mouvements que nous vous indiquons. Nous formons tous, ne l'oubliez pas, un ensemble d'êtres uniques, à la fois sur le plan physique et moral. Force, endurance, souplesse, tempérament constituent une combinaison propre à chacun et chacune d'entre nous. Une meilleure connaissance de votre corps et de ses besoins vous rendra bientôt apte à développer vos possibilités. Peu à peu, et sans effort dangereux, vous ferez du bien-être une base solide de votre existence.

Le stretching

POUR QUI ?

L'âge ou le manque de souplesse ne sont pas des obstacles. Les techniques du stretching restent les mêmes, que vous soyez en forme ou non, assis ou debout à longueur de journée, manœuvre ou chef de bureau, ouvrier à la chaîne ou femme de ménage. Tous les exercices tiennent comptent de cette diversité d'habitudes et de conditions physiques. Méthode « douce », donc, le stretching est à votre portée, et si vous êtes en bonne santé, sans handicap particulier, apprenez dès maintenant à vous « étirer » de façon sûre et agréable.

Note : *dans le cas où vous auriez subi récemment une intervention chirurgicale ou rencontré des problèmes d'ordre musculaire ou articulaire, consultez votre médecin avant de suivre un programme d'entraînement physique. Si vous sortez d'une période assez longue d'inactivité, rendez-lui également visite.*

QUAND ?

A vous de choisir le lieu et le moment qui vous plairont. Cela peut être au bureau, dans votre voiture, devant l'arrêt de l'autobus, en marchant dans la rue, à la plage ou sous les ombrages après une promenade. Étirez-vous quand vous le voulez, quand vous le pouvez : avant et après l'effort physique, mais aussi à divers moments de la journée.
Par exemple :
Le matin, après le lever.
Au bureau, pour dissiper la tension nerveuse.
Après être resté trop longtemps assis ou debout.
Quand vous éprouvez une sensation pénible de raideur.
A vos instants de loisir — devant la télévision, en écoutant de la musique, en lisant ou en bavardant.

POURQUOI ?

Parce qu'il détend l'esprit et tonifie le corps, le sretching devrait être partie intégrante de la vie quotidienne. Sur ce plan, ses bienfaits sont nombreux :
Il réduit la tension musculaire et vous aide à vous relaxer.
L'éventail des mouvements s'élargit et les gestes, mieux coordonnés, deviennent plus libres et plus faciles.
C'est une excellente prévention contre les « claquages » et autres accidents musculaires. A égalité de force, un muscle pré-étiré résiste mieux à l'effort qu'un muscle froid.

En étirant chacune des parties du corps, vous concentrez votre attention sur elles et vous apprenez ainsi à comprendre le fonctionnement du tout qu'elles composent.

Le stretching permet de relâcher le contrôle exagéré, donc néfaste, que l'esprit exerce sur l'activité corporelle. Le corps finira par bouger « dans son propre intérêt » plutôt que pour l'apparence ou la rivalité.

Il stimule la circulation sanguine et procure un bien-être immédiat.

COMMENT ?

Le stretching s'apprend facilement. Mais il y a une bonne et une mauvaise façon de le pratiquer. L'étirement doit être soutenu mais détendu, l'attention restant concentrée sur les muscles que l'on fait travailler. Il devient néfaste s'il est réalisé de manière sporadique ou jusqu'à ressentir de la douleur. C'est ce qui arrive encore, hélas ! à beaucoup de gens.

Un stretching régulier, correctement exécuté, rendra à tous vos mouvements une aisance naturelle. Il faudra du temps, bien sûr, pour dénouer les muscles contractés, mais le bien-être que vous en ressentirez au bout du compte vaut bien un peu de patience.

L'étirement simple

Quand vous commencez un exercice, consacrez 10 à 30 secondes à l'*étirement simple*. Ne forcez pas ! Persévérez seulement jusqu'à éprouver une légère tension, puis relaxez-vous tout en gardant la position. La tension devrait alors disparaître. Si ce n'est pas le cas, relâchez peu à peu la position afin d'obtenir un degré de tension plus confortable. L'étirement simple réduit la contraction musculaire et prépare les tissus à l'étirement complet.

L'étirement complet

Après ces préliminaires (indispensables, répétons-le), passez à l'étirement complet. Là encore, pas de « forcing ». Bougez millimètre par millimètre. Dès que vous sentez à nouveau une légère tension, gardez la position pendant 10 à 30 secondes.

Même principe : si la tension persiste, relâchez doucement. L'étirement complet constitue une excellente mise en train et améliore la souplesse.

Respiration

Votre respiration doit être lente, bien rythmée et contrôlée. Lorsque vous vous penchez en avant pour un étirement, expirez en même temps que vous courbez le corps. Pendant que vous restez en position, respirez lentement. Ne retenez pas votre souffle. Si une position bloque le mode naturel de votre respiration, c'est que vous n'êtes pas vraiment détendu. Relâchez votre effort pour respirer sans contrainte.

Compter

Un bon moyen, au début, de vous assurer que vous gardez la position suffisamment longtemps : comptez les secondes à chaque exercice. Bientôt, vous saurez d'instinct la durée qui convient sans avoir à procéder à ce calcul susceptible de nuire à la concentration.

Réflexe d'étirement

Un réflexe nerveux protège vos muscles. Si vous étirez trop vite ou trop loin vos fibres musculaires, un *réflexe d'étirement* se produit et le muscle se contracte pour éviter d'être meurtri. Pourquoi vouloir forcer, puisqu'en exagérant l'étirement vous tendez les muscles que vous cherchez précisément à détendre ? (Cette réaction musculaire involontaire est du même ordre que le geste qui vous fait retirer la main quand vous touchez un objet brûlant.)

Vouloir aller trop vite, *forcer,* provoque un réflexe de défense mais aussi des effets en chaîne particulièrement nocifs. La douleur ressentie résulte du traumatisme qu'occasionne le déchirement microscopique des fibres musculaires. Cet accident entraîne la formation de tissu cicatriciel dans les muscles qui, progressivement, perdent de leur élasticité et deviennent douloureux. Une telle façon de faire du stretching a peu de chances d'enthousiasmer quiconque !

L'idée qu'il n'y a « pas de gain sans douleur » est encore largement répandue. L'école, souvent, nous apprend très tôt à associer douleur et performance physique : « Plus ça fait mal, meilleur c'est ». Oubliez ces préceptes stupides. Soyez à l'écoute de votre corps, car la souffrance est signe que quelque chose ne va pas.

Précisons que les exercices décrits dans ce livre ne produisent ni douleur ni réflexe d'étirement.

Le diagramme ci-dessous vous donnera un aperçu de la méthode « douce » que nous préconisons.

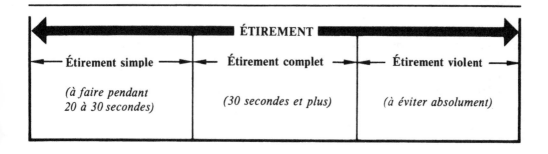

ÉTIREMENT		
Étirement simple	Étirement complet	Étirement violent
(à faire pendant 20 à 30 secondes)	*(30 secondes et plus)*	*(à éviter absolument)*

Les exercices de départ

Ces exercices sont conçus pour vous permettre de prendre conscience de ce qu'est un étirement. Vous devez apprendre à placer et à mouvoir correctement votre corps, à sentir, dans chaque exercice, jusqu'à quel point *vous* avez besoin de vous étirer. Lorsque vous saurez maîtriser vos étirements, vous n'aurez aucune peine à effectuer les autres exercices présentés dans ce livre.

Les surfaces pointillées indiquent les parties du corps que la position décrite est censée faire travailler. Mais comme chaque personne réagit différemment, il est possible que vous en sentiez les effets dans d'autres zones.

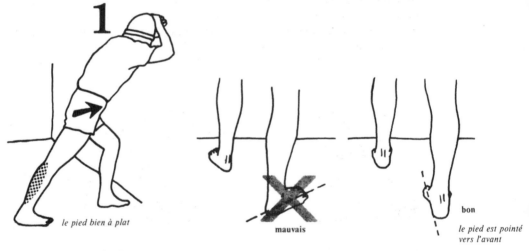

le pied bien à plat

mauvais

bon

le pied est pointé vers l'avant

Commençons par le mollet. Appuyez vos avant-bras contre un mur (ou une barrière), la tête posée sur le dos des mains. Pliez votre jambe gauche en rapprochant le genou du support choisi. Votre jambe droite demeure tendue, le pied bien à plat sur le sol, perpendiculaire à la paroi ou légèrement tourné vers l'autre pied (mais pas écarté).

Sans bouger les pieds, rapprochez lentement vos hanches de la paroi. Gardez la jambre droite tendue, maintenez le talon en contact avec le sol. Vous ressentez une *agréable sensation* d'étirement dans votre mollet droit.

Restez dans cette position d'étirement simple pendant 20 secondes, puis accentuez la pression des hanches pour faire un étirement complet pendant 20 secondes. Ne forcez pas.

Étirez maintenant la jambe gauche. Sentez-vous une différence ? L'une de vos jambes est-elle plus souple que l'autre ?

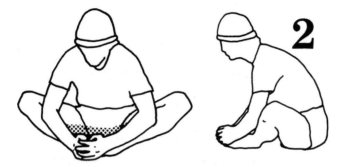

Étirement de l'aine : asseyez-vous sur le sol, les jambes pliées, les plantes des pieds jointes, les mains posées sur vos orteils. Assurez-vous que les pieds ne sont pas trop près du bassin. Penchez le buste vers l'avant jusqu'à ce que vous ressentiez un léger étirement des muscles de l'aine. Gardez cette position pendant 20 secondes. Si elle est correcte, vous devez vous sentir bien. Plus vous prolonger l'étirement, moins vous le ressentez. Si vous pouvez le faire sans peine, posez les coudes sur la face interne des jambes, cela vous donnera un meilleur équilibre et une plus grande stabilité.

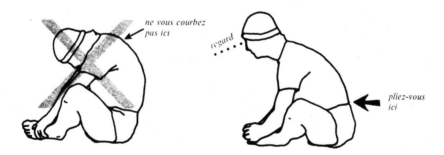

Ne pliez pas le haut du corps. En arrondissant les épaules, vous force-riez sur le bas de votre dos.

Faites bien partir le mouvement des hanches. Essayez de gardez le dos droit. Regardez devant vous.

Lorsque la tension est moins forte, accentuez l'étirement en vous pliant un peu plus. La sensation doit être plus intense, *sans être douloureuse*. Restez ainsi pendant 25 secondes. A ce stade d'étirement complet, la tension doit diminuer progressivement, ou se maintenir pendant tout le mouvement. En aucun cas, elle ne doit augmenter.

Redressez-vous lentement. Attention aux mouvements violents ou trop rapides ! Vous devez toujours garder le contrôle de ce que vous faites, de manière à *sentir réellement* ce qui se passe dans votre corps pendant chaque exercice.

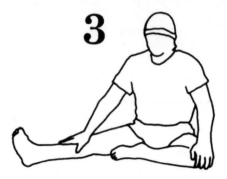

Maintenant, étendez la jambe droite sans bouger la jambe gauche, la plante du pied gauche près de la face interne de la cuisse droite. Le genou droit ne doit pas être raidi. Vous êtes en position jambe-tendue/genou-plié.

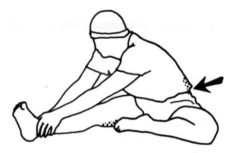

Pour étirer l'arrière de la cuisse droite (muscles tendineux) et le flanc gauche (certains ressentiront également un étirement dans le bas du dos), penchez-vous vers l'avant en pliant la taille. Essayez de poser les mains sur vos chevilles et maintenez cet étirement simple pendant 30 secondes. Assurez-vous que votre position est correcte en touchant le quadriceps (muscle antérieur) de votre cuisse droite. Il doit être mou, relaxé, ni tendu ni dur.

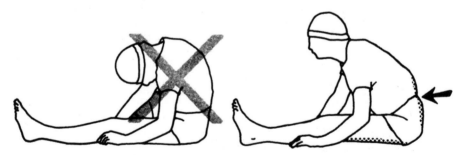

Ne faites pas partir le mouvement de la tête ou des épaules. Ne baissez pas le front vers le genou. N'arrondissez pas les épaules. Cette position aurait pour résultat de faire basculer vos hanches ou votre bassin vers l'arrière.

Assurez-vous que le mouvement part bien des hanches. Maintenez votre menton à l'horizontale, cela vous aidera à placer correctement la tête et le cou. Pendant l'exercice, épaules et bras ne doivent pas être tendus.

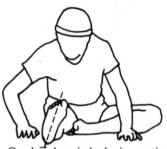

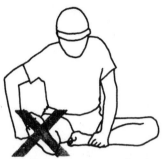

Gardez le pied droit vertical ou légèrement incliné vers l'intérieur, les orteils et la cheville détendus, la jambe dans l'alignement de la hanche.

Ne laissez pas votre jambe et votre pied tournés vers l'extérieur. Le talon, la cheville, le genou et la hanche ne seraient plus alignés.

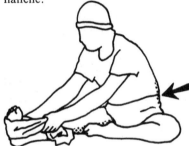

Si nécessaire, pour faciliter le mouvement, passez une serviette sous votre pied et tirez sur ses extrémités. La serviette peut aider les personnes qui ne sont pas assez souples en leur offrant la possibilité de créer et maintenir la tension désirée.

Lorsque la sensation créée par l'étirement simple s'est atténuée, cherchez l'étirement complet en vous penchant un peu plus. N'essayez surtout pas d'aller le plus loin possible. Souvenez-vous qu'il n'y a pas de règle, puisque nous sommes tous différents. Dans votre cas (et selon les jours), 1, 2 ou 3 cm peuvent suffire pour atteindre la position qui vous convient le mieux.

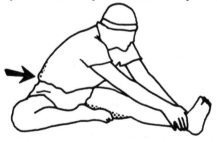

Redressez-vous lentement, puis refaites l'exercice avec l'autre jambe, pour étirer le flanc droit et l'arrière de la cuisse gauche. L'avant de la cuisse droite doit être détendu, le pied vertical, les orteils et la cheville relaxés. Faites l'étirement simple pendant 30 secondes, puis l'étirement complet pendant 25 secondes. Il vous faudra sans doute plusieurs essais pour parvenir à effectuer correctement cet exercice et sentir la différence entre les deux étirements.

Apprenez à vous étirer en fonction de ce que vous ressentez, et non en fonction de ce que vous aimeriez faire.

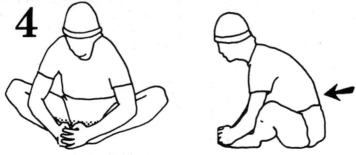

Recommencez l'exercice n° 2 (p. 15). Sentez-vous une différence avec la première fois ?

Vous assouplir n'est pas le seul objectif.
Vous devez également apprendre à :

1. Relaxer les zones tendues, comme les orteils, les pieds, les mains, les poignets, les épaules.

2. Sentir et contrôler vos étirements.

3. Placer correctement votre tête et vos épaules, ainsi que votre jambe tendue.

4. Adapter l'exercice à votre condition physique, qui change chaque jour.

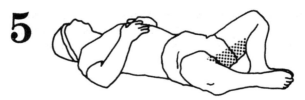

Allongez-vous sur le dos, les mains sur la poitrine. Joignez les plantes des pieds en laissant les genoux s'écarter librement. Ne raidissez pas les hanches. Demeurez dans cette position de décontraction totale pendant 40 secondes, en veillant à chasser toute tension de votre corps. Le léger étirement de l'aine que vous ressentez ne doit pas résulter d'un effort de votre part, mais se produire naturellement, comme un effet de la seule gravité.

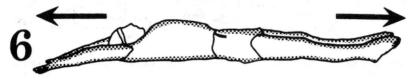

Étendez lentement jambes et bras, les mains et les pieds joints, les doigts et les orteils tendus, comme si vous vouliez vous grandir au maximum. Gardez cette position d'étirement pendant 5 secondes, puis détendez-vous. Recommencez trois fois. Chaque fois que vous vous étirez, rentrez vos muscles abdominaux. Ne ressentez-vous pas un profond bien-être ? Cet excellent exercice, qui étire les bras, les épaules, le dos, la cage thoracique, les jambes et les pieds, peut être pratiqué au réveil, lorsque vous êtes encore dans votre lit.

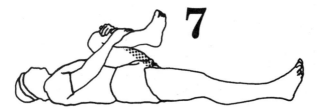

Ensuite, pliez votre jambe gauche et ramenez-la vers la poitrine en vous servant des mains. Restez ainsi pendant 40 secondes. Vous devez ressentir un étirement à l'arrière de la cuisse et dans le bas du dos, mais ne vous inquiétez pas si ce n'est pas le cas. Même si vous ne ressentez rien, cet exercice vous aidera à vous détendre. Changez de jambe et comparez les résultats. Apprenez progressivement à reconnaître et à mesurer les réactions de votre corps.

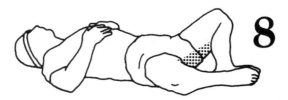

Reprenez maintenant la position n° 5 et détendez-vous pendant 60 secondes. Chassez toute tension des mains, des pieds, des épaules. Décontractez-vous totalement en fermant les yeux et en essayant de faire le vide dans votre esprit.

Comment vous redresser lorsque vous êtes allongé

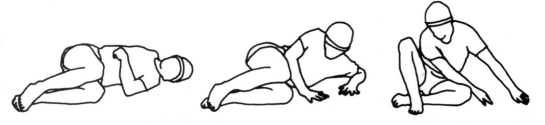

Joignez les genoux pour vous coucher sur le flanc, du côté qui vous convient le mieux. Servez-vous de vos mains pour vous mettre en position assise. En utilisant vos bras de cette manière, vous éviterez de demander au dos un trop grand effort.

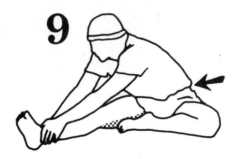

Une fois assis, répétez l'exercice n° 3. Sentez-vous une différence ? Êtes-vous plus souple, moins tendu que la première fois ?

ENCHAINEMENT

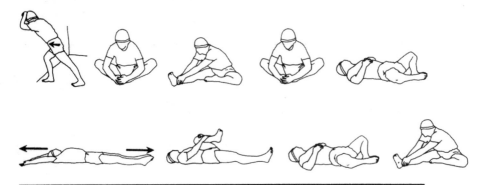

Ces exercices élémentaires sont destinés à vous faire découvrir le stretching, à vous faire comprendre qu'il ne se réduit pas à la recherche d'une plus grande souplesse. Le stretching ne vous rendra plus souple que si vous le pratiquez correctement, en n'oubliant jamais que le but de tous ses exercices est d'accroître votre bien-être.

La plupart des exercices durent de 30 à 60 secondes. Mais avec un peu de pratique vous apprendrez à leur donner la durée qui vous convient. Vous pourrez en prolonger certains, parce que vous les appréciez ou parce que vous êtes particulièrement tendu. N'oubliez pas que votre condition physique peut changer d'un jour sur l'autre. Apprenez à écouter votre corps.

Les étirements

Dans ce chapitre sont indiqués les principaux étirements, avec des instructions pour chaque position. Ils sont présentés sous forme d'enchaînements, mais chacun peut être pratiqué séparément, indépendamment des autres.

Les dessins représentent les étirements complets. Vous pouvez vous en inspirer, mais vous n'êtes pas obligé de les reproduire. Ne vous imposez aucune contrainte. Faites ce que vous pouvez, en adaptant chaque exercice à vos possibilités, qui peuvent varier selon les jours.

Apprenez les exercices utiles pour les différentes parties de votre corps, en commençant par celles où la tension est la plus grande. Elles sont représentées dans les deux pages suivantes, ainsi que certains muscles. Les chiffres renvoient aux pages de ce livre où sont expliqués les exercices correspondants.

Guide du stretching

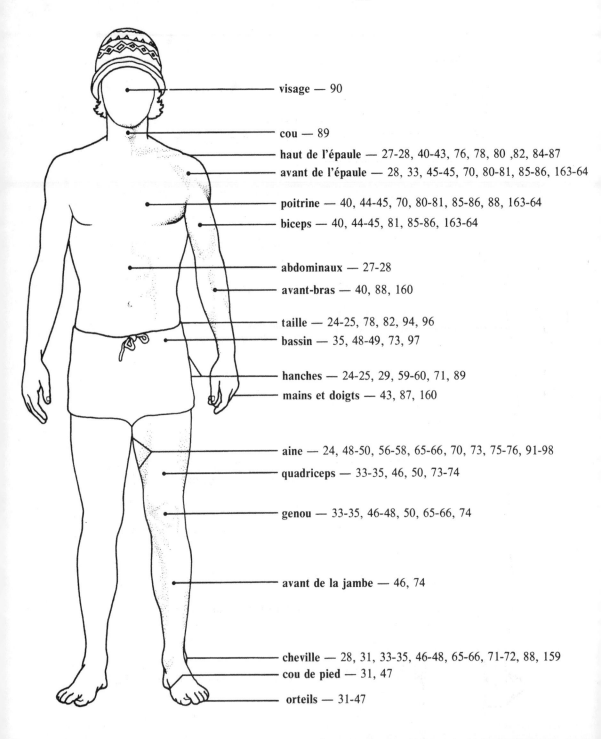

visage — 90

cou — 89

haut de l'épaule — 27-28, 40-43, 76, 78, 80 ,82, 84-87
avant de l'épaule — 28, 33, 45-45, 70, 80-81, 85-86, 163-64

poitrine — 40, 44-45, 70, 80-81, 85-86, 88, 163-64
biceps — 40, 44-45, 81, 85-86, 163-64

abdominaux — 27-28

avant-bras — 40, 88, 160

taille — 24-25, 78, 82, 94, 96
bassin — 35, 48-49, 73, 97

hanches — 24-25, 29, 59-60, 71, 89
mains et doigts — 43, 87, 160

aine — 24, 48-50, 56-58, 65-66, 70, 73, 75-76, 91-98
quadriceps — 33-35, 46, 50, 73-74

genou — 33-35, 46-48, 50, 65-66, 74

avant de la jambe — 46, 74

cheville — 28, 31, 33-35, 46-48, 65-66, 71-72, 88, 159
cou de pied — 31, 47

orteils — 31-47

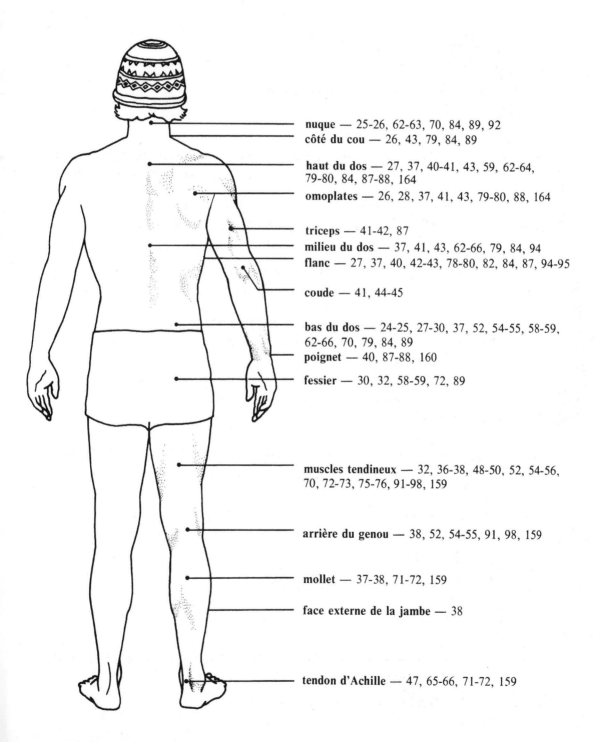

nuque — 25-26, 62-63, 70, 84, 89, 92
côté du cou — 26, 43, 79, 84, 89

haut du dos — 27, 37, 40-41, 43, 59, 62-64, 79-80, 84, 87-88, 164
omoplates — 26, 28, 37, 41, 43, 79-80, 88, 164

triceps — 41-42, 87
milieu du dos — 37, 41, 43, 62-66, 79, 84, 94
flanc — 27, 37, 40, 42-43, 78-80, 82, 84, 87, 94-95

coude — 41, 44-45

bas du dos — 24-25, 27-30, 37, 52, 54-55, 58-59, 62-66, 70, 79, 84, 89
poignet — 40, 87-88, 160

fessier — 30, 32, 58-59, 72, 89

muscles tendineux — 32, 36-38, 48-50, 52, 54-56, 70, 72-73, 75-76, 91-98, 159

arrière du genou — 38, 52, 54-55, 91, 98, 159

mollet — 37-38, 71-72, 159

face externe de la jambe — 38

tendon d'Achille — 47, 65-66, 71-72, 159

EXERCICES DE RELAXATION POUR LE DOS

Voici quelques exercices très faciles, que vous pouvez faire allongé sur le dos. Cette série est intéressante parce que chaque position soulage une partie du corps qui est en général difficile à détendre. Vous pouvez effectuer ces exercices de routine pour vous étirer sans effort ou tout simplement vous relaxer.

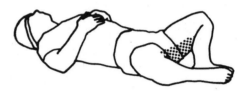

Laissez-vous aller, les mains sur la poitrine, les genoux pliés, les plantes des pieds jointes. Demeurez ainsi 30 secondes, en vous abandonnant à la gravité. Cette position confortable détend les muscles de l'aine.

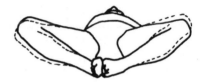

Variante : en demeurant dans la même position, effectuez un léger roulement sur le côté, de quelques centimètres seulement, comme si vos jambes étaient les ailes d'un avion. Le mouvement doit partir de la taille. Répétez-le 10-12 fois. Cet exercice facile assouplit les hanches et l'aine.

Exercice pour le bas du dos, le flanc et la taille

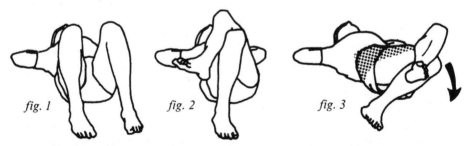

fig. 1 *fig. 2* *fig. 3*

Rapprochez vos genoux et posez vos pieds à plat sur le sol, les doigts entrelacés derrière la nuque, les bras au repos (fig. 1). Placez votre jambe gauche sur votre jambe droite (fig. 2). Utilisez votre jambe gauche pour ramener votre jambe droite vers le sol (fig. 3) jusqu'à ce que vous sentiez l'étirement de votre flanc droit et du bas de votre dos. Le haut du dos, la nuque, les épaules et les coudes doivent reposer sur le sol. Demeurez 30 secondes dans cette position. Le but n'est pas de toucher le sol avec votre genou droit, mais de vous étirer sans forcer, jusqu'à ce que vous éprouviez une sensation de détente. Répétez ensuite l'opération dans l'autre sens, la jambre droite sur la jambe gauche.

Cet exercice est très utile si vous souffrez d'une sciatique (1). Dans ce cas, recherchez uniquement le bien-être. Arrêtez le mouvement avant qu'il devienne douloureux.

Variante : certaines personnes, en particulier des femmes, peuvent ne ressentir aucun étirement dans cette position. Si c'est votre cas, voici ce que vous pouvez faire :

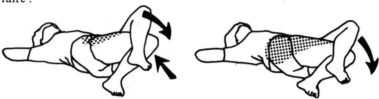

Tendez votre jambe gauche pour essayer d'amener votre jambe droite vers le sol, mais dans le même temps tendez votre jambe droite pour essayer de la mainte-nir en place (comme les deux forces qui s'opposent sont égales, votre jambe ne bougera pas). Ce mouvement, qui étire le côté de la hanche, est excellent pour les personnes très tendues et pour celles qui sont très souples. Vous pouvez aussi faire un enchaînement : une série d'étirements simples (p. 24), un étire-ment croisé, une relaxation, puis une nouvelle série d'étirements simples.

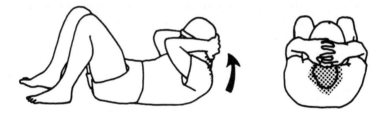

En partant toujours de la même position, vous pouvez étirer votre cou et le haut de votre colonne vertébrale. Cet exercice réduit la tension dans la région de la nuque et facilite les mouvements de la tête et du cou.

Entrecroisez vos doigts sur la nuque, à la hauteur des oreilles. Utilisez la force de vos bras pour ramener la tête vers l'avant, jusqu'à ce que vous sentiez un léger étirement ; demeurez ainsi de 5 à 10 secondes, puis revenez lentement à votre position de départ. Recommencez le mouvement trois ou quatre fois.

---

(1) Le nerf sciatique est le nerf le plus gros et le plus long de votre corps. Il part du bas de l'épine dorsale et descend le long de vos jambes, jusqu'aux orteils.

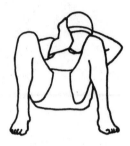

Variantes : poussez doucement tête et menton en direction de votre genou gauche. Demeurez ainsi 5 secondes, puis laissez revenir votre tête sur le sol et recommencez en direction du genou droit. Répétez deux ou trois fois l'opération.

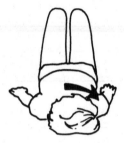

La tête posée sur le sol, tournez votre menton vers l'épaule (sans relever la tête). Arrêtez-vous lorsque vous sentez un étirement agréable, sans chercher à forcer. Gardez la position cinq secondes, puis tournez dans l'autre sens. Répétez l'exercice deux ou trois fois.

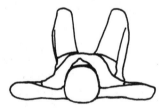 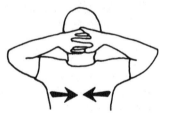

Rapprochement des omoplates : les genoux pliés, les mains entrecroisées derrière la nuque, rapprochez lentement les omoplates pour tendre le haut du dos (lorsque vous faites cela, votre poitrine se soulève). Demeurez dans cette position tendue pendant 4 ou 5 secondes, puis détendez-vous et poussez votre tête vers l'avant avec les bras (p. 25). Cela relâchera la tension et assurera un meilleur étirement de votre cou.

Successivement, vous tendez le haut de votre dos, vous relâchez la tension, puis vous étirez la nuque, ce qui permet aux muscles du cou de jouer librement. Répétez l'enchaînement trois ou quatre fois.

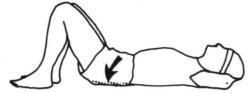

Aplatissement du dos : pour diminuer la tension dans le bas de votre dos, contractez vos muscles fessiers et dans le même temps rentrez vos muscles abdominaux, comme si vous vouliez aplatir votre bassin et le coller au sol. Gardez la position pendant 5 à 8 secondes, puis détendez-vous. Recommencez deux ou trois fois. Attachez-vous à maintenir la contraction. Cet exercice renforce les muscles fessiers et abdominaux et vous permet de mieux vous tenir lorsque vous êtes assis ou debout (vous pouvez d'ailleurs le pratiquer dans ces deux positions).

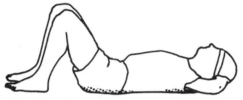

Rapprochement des omoplates et aplatissement du dos : simultanément, rapprochez les omoplates, contractez les muscles fessiers, rentrez les muscles abdominaux. Tenez 5 secondes, puis relaxez-vous et poussez votre tête vers l'avant (p. 25). Recommencez plusieurs fois. Cet exercice vous fera beaucoup de bien.

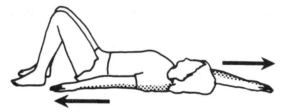

Allongé sur le dos, genoux pliés, tête sur le sol, tendez un bras vers l'arrière, la paume vers le haut, et gardez l'autre le long du corps, la paume vers le bas. Étirez vos deux bras en même temps dans les directions opposées, changez, recommencez au moins deux fois, en sentant bien le mouvement de bascule des épaules. Votre bassin doit être décontracté, bien à plat sur le sol.

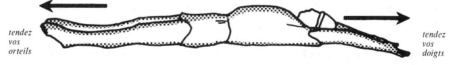

tendez vos orteils

tendez vos doigts

Élongation : allongez-vous, les jambes jointes, les bras vers l'arrière. Tendez vos bras et vos jambes en même temps, sans forcer, comme si vous vouliez toucher quelque chose avec vos doigts et avec vos orteils. Détendez-vous après 5 secondes.

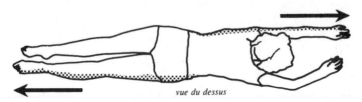

vue du dessus

Allongé sur le ventre, étirez-vous en diagonale, en tendant en même temps la jambe gauche et le bras droit. Ne cherchez pas à forcer. Recommencez avec votre jambe droite et votre bras gauche. Conservez chaque position pendant au moins 5 secondes, puis relaxez-vous.

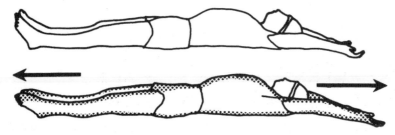

Recommencez maintenant l'exercice d'étirement. Tendez-vous pendant 5 secondes, puis détendez-vous. Cet exercice est excellent pour la cage thoracique, l'abdomen, la colonne vertébrale, les épaules, les bras et les jambes.

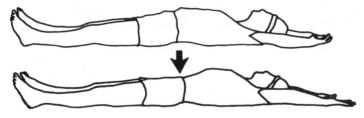

Une variante de cet exercice : effectuez-le en rentrant vos muscles abdominaux. Faites-vous le plus mince possible. Ce mouvement combiné est très bon pour les organes internes.

Vous pouvez pratiquer ces exercices autant de fois que vous le désirez. En général, trois ou quatre fois suffisent pour obtenir un résultat. Ils réduisent rapidement la tension du corps et soulagent votre colonne vertébrale. Vous pouvez les effectuer juste avant d'aller vous coucher.

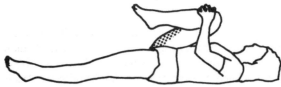

En vous aidant de vos mains, ramenez votre genou droit vers la poitrine. Veillez à ce que votre nuque soit bien à plat sur le sol, mais ne forcez pas. Restez ainsi 30 secondes, puis changez de jambe. Ne vous inquiétez pas si vous ne sentez aucun étirement. L'important est que vous éprouviez une sensation de bien-être. Cette position est excellente pour les jambes, les pieds et le dos.

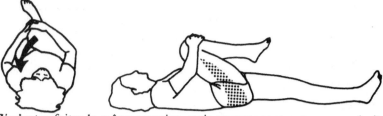

Variante : faites le même exercice, mais en ramenant votre genou droit vers votre épaule gauche, de manière à étirer les muscles extérieurs de la hanche et de la cuisse droite. Tenez 20 secondes sans forcer. Changez de genou.

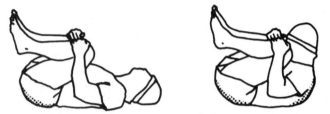

Ramenez maintenant vos deux jambes jointes vers la poitrine. Au début de l'exercice, gardez la tête bien à plat sur le sol, puis redressez-la lentement, jusqu'à ce qu'elle vienne toucher vos genoux.

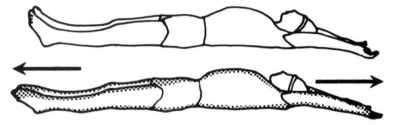

Tendez à nouveau vos bras et vos jambes, puis relaxez-vous.

Exercice pour le bas du dos et le flanc

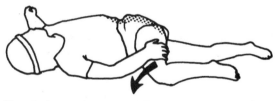

Une main sur la cuisse, pliez une jambe à 90° et faites-la passer par dessus l'autre. Votre autre bras est posé sur le sol, perpendiculairement à votre corps. La tête est tournée vers lui, mais ne doit pas être relevée. En appuyant au-dessus du genou, ramenez votre jambe pliée vers le sol, jusqu'à ce que vous sentiez un étirement agréable du flanc et du bas du dos. Vos pieds et vos chevilles doivent être souples. Pour que l'étirement soit réellement efficace, vos épaules doivent demeurer collées au sol, de manière à ce que la tension s'exerce dans la bonne direction. Gardez la position pendant 30 secondes, puis changez de côté.

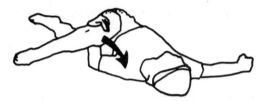

Pour mieux étirer vos muscles fessiers, placez votre main sur la face interne de la cuisse. Ramenez lentement votre genou vers l'épaule opposée. Vos épaules doivent être bien à plat sur le sol. Demeurez ainsi de 15 à 25 secondes.

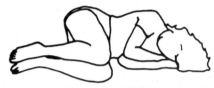

Vous pouvez conclure une série d'exercices dorsaux en vous mettant en position fœtale, couché sur le côté, les jambes repliées, la tête reposant sur les mains jointes, tous les muscles relâchés.

ENCHAINEMENT

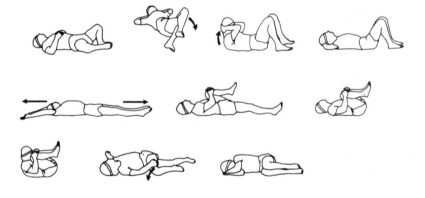

Apprenez à écouter votre corps. Si vous êtes tendu, mal à l'aise, ou si vous souffrez, votre corps essaye de vous dire qu'il y a un problème, que quelque chose ne va pas. Lorsque cela se produit, étirez-vous jusqu'à ce que vous *sentiez* un soulagement, sans chercher à aller plus loin.

EXERCICES POUR LES JAMBES, LES PIEDS ET LES CHEVILLES

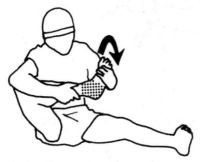

La jambe repliée, placez une main sur votre cheville, l'autre sur votre pied et faites tourner celui-ci sans forcer, dans un sens puis dans l'autre, une vingtaine de fois. La rotation des chevilles permet de détendre sans douleur les ligaments trop tendus. Faites l'exercice avec chaque cheville, en observant leur raideur et l'ampleur de la rotation qu'elles peuvent effectuer. Une cheville qui a eu une entorse est souvent moins souple. Mais la différence n'apparaît que si vous faites travailler les deux l'une après l'autre, en comparant les mouvements.

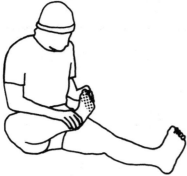

Ensuite, prenez vos orteils et tirez doucement le pied vers vous, sans lâcher la cheville, pour soulager muscles et tendons. Gardez la position pendant 10 secondes. Recommencez deux ou trois fois.

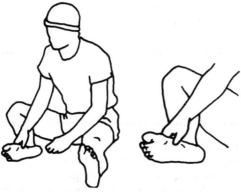

Avec le pouce, massez doucement votre voûte plantaire, du talon aux orteils, en effectuant des mouvements circulaires et en pressant longuement les tissus les plus mous. Ce mouvement n'est-il pas agréable ? Sentez-vous le soulagement ?

Massez-vous toujours la plante des pieds pendant deux ou trois minutes avant d'aller vous coucher. Vous pouvez faire cela pendant que vous regardez la télévision, ou lorsque vous êtes déjà dans votre lit. C'est une excellente relaxation.

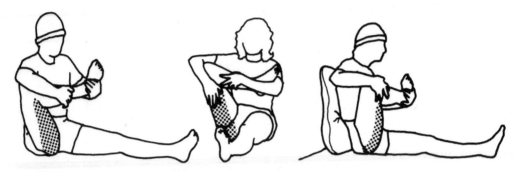

Pour étirer la hanche et la cuisse, placez une main sur la face externe de votre cheville, l'autre main sur le mollet, l'avant-bras reposant sur votre genou plié. Pressez doucement la jambe *toute entière* vers la poitrine jusqu'à ce que vous sentiez l'étirement de la face interne de votre cuisse. Gardez la position pendant 20 secondes. Si vous le désirez, vous pouvez faire cet exercice le dos appuyé contre un support. Assurez-vous de bien presser toute la jambe, et pas seulement le mollet (l'articulation de votre genou ne doit pas jouer). Essayez ensuite de toucher votre poitrine avec le pied pendant 20 secondes. Recommencez avec l'autre jambe.

Chez certaines personnes, cette position n'entraine aucun étirement. Si c'est votre cas, exécutez l'exercice comme indiqué ci-dessous :

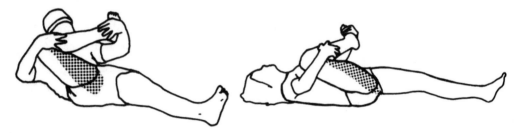

Commencez l'exercice allongé sur le sol, puis redressez-vous en même temps que vous repliez la jambe, comme dans l'exercice précédent, sans tordre le genou, jusqu'à ce que vous sentiez l'étirement de votre cuisse et des muscles fessiers. Demeurez ainsi pendant 20 secondes. Effectué en position couchée, ce mouvement permet un meilleur étirement, mais nécessite une plus grande souplesse. Faites-le avec les deux jambes et comparez les résultats.

Trouvez ce qui vous convient le mieux : faites un essai en relevant la tête, puis un autre en la maintenant posée sur le sol. Choisissez la position où vous vous sentez le plus à l'aise.

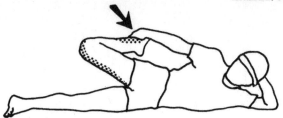

Allongez-vous sur le côté gauche. Appuyez la tête sur la paume de votre main gauche. Placez la main droite sur votre pied droit, entre les orteils et l'articulation de la cheville. Rapprochez lentement le talon droit de votre fesse droite, de manière à étirer cheville et quadriceps. Relâchez au bout de 10 secondes. *Ne forcez pas. Arrêtez-vous toujours avant d'avoir mal.*

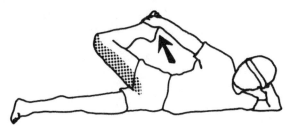

Gardez la même position, avancez la hanche droite en contractant vos muscles fessiers, sans cesser de tirer sur votre pied. Vous étirez ainsi le devant de la cuisse. Demeurez dans cette position pendant 10 secondes, le corps bien droit. Recommencez l'exercice avec l'autre jambe. Les premières fois, vous ne réussirez peut-être pas à tenir plus de quelques secondes. Ne vous en souciez pas. Votre objectif est de vous détendre, de vous sentir à l'aise, pas de battre un record. Des exercices réguliers vous permettront de faire mieux les fois suivantes.

Si vous avez mal aux genoux en pratiquant ces exercices, ne les faites pas. Remplacez-les par les exercices d'assouplissement indiqués page 74.

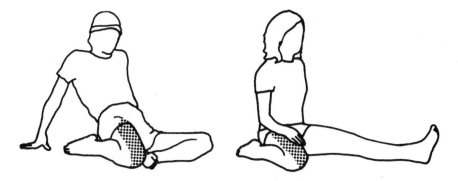

Étirement du quadriceps en position assise : asseyez-vous, la jambe droite repliée, le talon droit près de la fesse droite. Votre jambe gauche est également pliée, la plante du pied gauche contre la cuisse droite. Vous pouvez également faire cet exercice en gardant votre jambe gauche tendue.

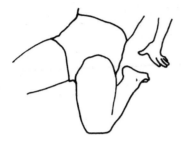
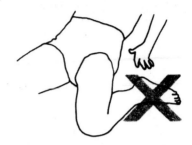

Dans cette position, votre cheville doit être pliée, le pied dans le prolongement du mollet. Si votre cheville n'est pas assez souple, écartez légèrement la jambe jusqu'à ce que vous puissiez prendre la position sans ressentir de contrainte.

N'essayez pas de vous mettre à l'aise en écartant le pied. En faisant cela, vous reporteriez la tension sur l'intérieur du genou. Celui-ci ne vous posera pas de problème si votre pied demeure dans l'alignement de la jambe.

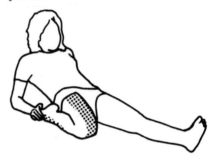

Maintenant, laissez-vous aller vers l'arrière, le corps bien droit, jusqu'à ce que vous puissiez vous appuyer sur les coudes. Gardez cette position pendant 30 secondes.

Certaines personnes sont obligées de se pencher très en arrière pour sentir l'étirement, d'autres le sentent sans même avoir besoin de se pencher. Adaptez l'exercice à vos propres sensations. Faites ce que *vous* pouvez faire, sans vous préoccuper des performances des autres.

Laissez votre genou plié en contact avec le sol. S'il se relève, cela signifie que vous vous penchez trop. Redressez-vous.

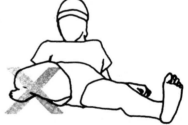

Lorsque vous maîtrisez bien cette position, accentuez votre étirement. Demeurez ainsi pendant 25 secondes, puis dépliez la jambe droite et recommencez l'exercice avec l'autre jambe.

Trouvez-vous une différence ? Êtes-vous aussi souple dans les deux positions, ou avez-vous plus de mal avec une jambe qu'avec l'autre ?

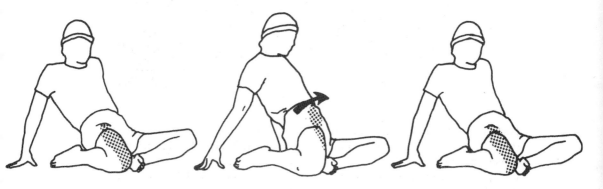

Après avoir étiré le quadriceps, contractez les muscles fessiers du côté de la jambe qui est repliée vers l'arrière et faites basculer la hanche vers l'avant. Après une contraction de 5 à 8 secondes, relâchez vos muscles, ramenez la hanche à sa position de départ, puis procédez à un nouvel étirement du quadriceps pendant 15 secondes, en essayant de maintenir tous vos muscles fessiers en contact avec le sol.

Note : après le basculement de la hanche et le raidissement des muscles fessiers, votre second étirement sera plus facile que le premier et vous procurera une sensation différente.

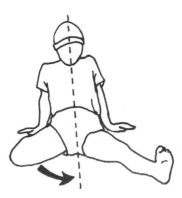

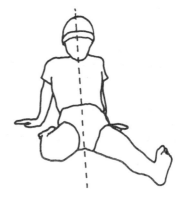

Si votre genou vous fait souffrir pendant l'exercice, essayez de le rapprocher de la ligne médiane du corps, afin de trouver une position où vous serez parfaitement à l'aise.

Déplacer la jambe pliée doit soulager le genou. Si la douleur ou le malaise persistent, quelle que soit la position que vous prenez, n'insistez pas et abandonnez cet exercice.

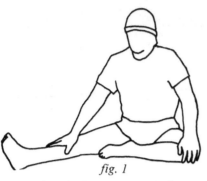

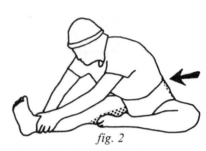

fig. 1 *fig. 2*

Pour détendre les muscles tendineux de la jambe qui était repliée (voir page précédente), dépliez-la vers l'avant en plaçant la plante de l'autre pied contre la face interne de la cuisse. Vous êtes en position jambe-étendue/genou-plié (fig. 1). Courbez-vous vers l'avant, les deux mains sur la cheville, en vous arrêtant dès que vous sentez un léger étirement des hanches (fig. 2). Gardez cette position pendant 20 secondes. Lorsque la sensation d'étirement a disparu, accentuez le mouvement en ployant un peu plus les hanches. Demeurez ainsi pendant 25 secondes, puis procédez de la même manière avec l'autre jambe.

Pendant cet exercice, le pied de votre jambe tendue doit demeurer vertical, la cheville et les orteils souples. Assurez-vous que le quadriceps est détendu (mou au toucher). Laissez la tête dans le prolongement du dos (voir p. 16-17, *Les exercices de départ*).

J'ai constaté qu'il est préférable d'étirer d'abord le quadriceps puis les muscles tendineux d'une même jambe. L'étirement de ces muscles est plus facile lorsque le quadriceps a déjà été étiré.

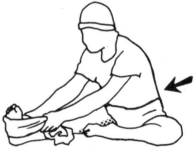

Utilisez une serviette si vous ne pouvez pas atteindre *facilement* votre cheville.

Vous pouvez ajouter des variantes aux exercices de base. Chaque variante vous permet d'utiliser votre corps d'une manière différente. En modifiant une position, même très légèrement, vous prenez conscience d'une nouvelle possibilité, peut-être mieux adaptée à vos besoins.

Variantes de la position jambe-étendue/genou-plié

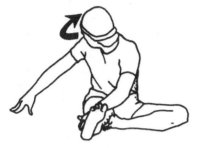

Posez la main gauche sur la jambe droite, à l'extérieur. Écartez le bras droit pour assurer votre équilibre. Cette position étire les muscles du dos, du flanc gauche, et de la face interne des cuisses. Pour accentuer le mouvement, regardez par-dessus votre épaule droite en faisant légèrement pivoter la hanche gauche vers l'intérieur. Vous étirez ainsi les muscles situés entre les omoplates et au bas du dos.

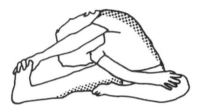

Si vous êtes particulièrement souple, vous pouvez essayer une autre variante : la jambe droite tendue, passez votre bras gauche par-dessus la tête et saisissez votre pied droit. En vous courbant, laissez reposer la main droite sur le genou gauche. Cet exercice est excellent, si vous êtes capable de le faire, pour les muscles tendineux et le flanc. Il vous aidera par ailleurs à garder une taille bien prise.

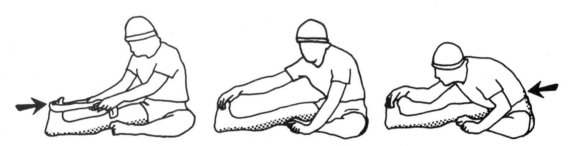

Pour étirer l'arrière de la jambe (mollet et muscle soléaire), tirez vos doigts de pied vers l'avant, soit en utilisant une serviette soit, si vous êtes souple, en vous servant de la main droite. Trouvez une position confortable et gardez-la pendant 25 secondes. Pour accentuer le mouvement, penchez-vous vers l'avant en pliant la taille.

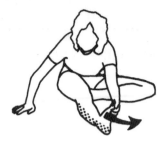

Pour étirer l'extérieur de la jambe, placez la main opposée sur la face externe du pied (voir dessin), puis tournez doucement cette face vers l'intérieur, jusqu'à ce que vous sentiez la tension des muscles latéraux. Vous pouvez faire cet exercice en gardant la jambe tendue, mais vous pouvez aussi la plier légèrement si vous devez faire un trop grand effort pour atteindre votre pied. Dans cette position, le quadriceps doit être décontracté. Gardez-la pendant 25 secondes avant de vous redresser.

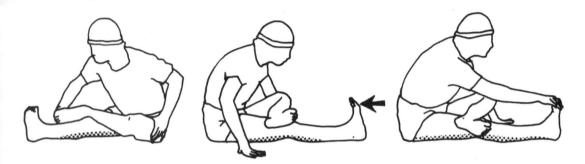

Pour étirer uniquement l'arrière de votre genou, allongez la jambe droite, pliez la jambe gauche et faites reposer votre cheville gauche sur votre cuisse droite, *au-dessus du genou* (mais pas *sur* votre genou). Penchez-vous ensuite lentement vers l'avant pour sentir la tension sous votre genou. Restez 20 secondes. Vous pouvez accentuer ce mouvement en tenant le pied droit pendant 15 secondes, mais ne cherchez pas à le faire à tout prix. Sachez être patient, vous y parviendrez un jour sans effort.

Ne bloquez jamais les genoux quand vous faites des exercices en position assise. Veillez à ce que l'avant de la cuisse (le quadriceps) soit toujours relaxé quand votre jambe est étendue, sinon les muscles tendineux ne pourront pas être étirés.

ENCHAINEMENT

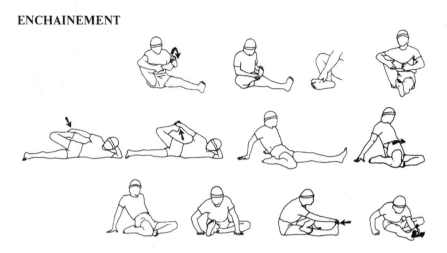

Dans le stretching, tous les mouvements brusques sont décon-seillés. Au lieu de vous assouplir, ils peuvent vous rendre plus rigide. Si vous faites un effort trop violent pour toucher trois ou quatre fois vos doigts de pied et si vous essayez de recommen-cer cinq minutes plus tard, vous aurez l'impression que vos bras ont raccourci — ou que vos jambes sont plus longues. Chaque geste brutal entraîne la contraction des muscles que vous cherchez à décontracter.

EXERCICES POUR LE DOS, LES ÉPAULES ET LES BRAS

Le rythme de la vie moderne fait que de nombreuses personnes souffrent d'une trop grande tension dans la partie supérieure du corps. C'est aussi le cas de certains sportifs, qui s'entraînent ou pratiquent leur discipline d'une manière incorrecte.

De nombreux exercices permettent d'accroître la souplesse de la partie supérieure du corps et de soulager la tension du dos, des bras ou des épaules.

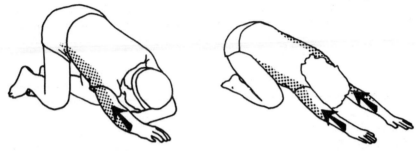

Mettez-vous à genoux, le visage près du sol, tendez les bras en avant et tirez vers vous la natte ou le tapis. Si vous n'avez rien à tirer, reculez de la même manière en pressant légèrement vos paumes sur le sol.

Vous pouvez effectuer cet exercice avec les deux bras, ou un bras après l'autre. Avec un seul bras, le mouvement est mieux contrôlé et l'étirement se produit d'un seul côté. Les premières fois, vous ne le sentirez que dans les épaules et dans les bras. Mais si vous persévérez, vous apprendrez à faire jouer les muscles du flanc et tous vos muscles dorsaux, des épaules à la région lombaire. Un simple mouvement des hanches peut vous permettre de réduire ou d'accentuer le mouvement. Découvrez vous-même vos limites, l'essentiel étant que vous restiez détendu. Gardez la position pendant 15 secondes.

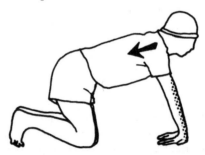

Exercice pour les avant-bras et les poignets : mettez-vous à quatre pattes. Vos mains sont retournées, les doigts pointés vers les genoux, les pouces à l'extérieur. Tirez sur les bras en maintenant vos paumes sur le sol. Procédez à un étirement léger pendant 20 secondes, détendez-vous, puis recommencez. Vous aurez l'impression que vos avant-bras reviennent à la vie.

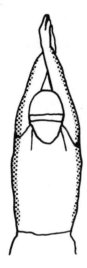

Les bras étendus et croisés au-dessus de la tête, les paumes l'une contre l'autre, tirez sur les bras vers le haut et légèrement en arrière, en inspirant profondément. Restez ainsi de 5 à 8 secondes.

Cet exercice est excellent pour tous les muscles qui vont des poignets à la taille. Il peut être effectué à tout moment, en tout endroit, pour réduire une trop grande tension et créer une sensation de bien-être.

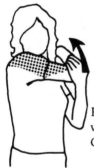

Pour les muscles de l'épaule et du milieu du dos, rapprochez votre coude de l'épaule opposée en le poussant avec la main. Gardez cette position pendant 10 secondes.

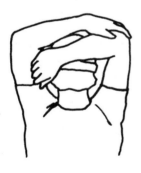 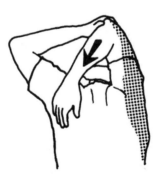

Voici un exercice simple pour les triceps et le haut des épaules. Les bras pliés au-dessus de la tête, placez votre main gauche sur votre coude droit, puis tirez le coude en arrière, derrière la tête, pendant 15 secondes. Sans forcer. N'essayez pas de vous faire plus souple que vous n'êtes.

Répétez l'exercice avec l'autre bras. Comparez les résultats. Ce mouvement est conseillé à tous ceux qui veulent commencer à assouplir bras et épaules. Il peut être effectué assis, debout ou en marchant.

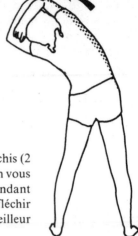

Variante : en position debout, les genoux légèrement fléchis (2 ou 3 cm), passez doucement votre coude derrière la tête en vous penchant sur le côté. Gardez la position, sans forcer, pendant 10 secondes. Recommencez avec l'autre bras. Le fait de fléchir légèrement les genoux vous permet d'avoir un meilleur équilibre.

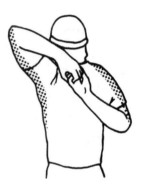

Un autre exercice pour les épaules : cet exercice nécessite une grande souplesse, ou au moins un minimum d'entraînement. Les mains doivent se rejoindre et s'accrocher derrière le dos, comme indiqué dans le dessin ci-contre. Ne gardez la position que si vous y êtes à l'aise. Si vous ne parvenez pas à la prendre, vous avez deux solutions :

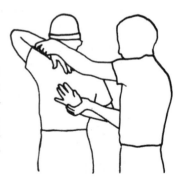

Faites-vous aider par quelqu'un qui rapprochera vos deux mains. Il n'est pas indispensable qu'elles se touchent pour que l'exercice soit réussi. Vous devez sentir vous-même à quel moment vous atteignez *votre* limite.

OU BIEN

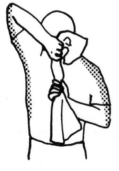

Laissez pendre une serviette derrière votre tête. Tirez dessus avec la main droite pour faire descendre la main gauche (ou vice-versa) et remontez peu à peu votre prise jusqu'à ce que vous sentiez que vous ne pouvez pas aller plus loin.

En travaillant cet exercice tous les jours, vous ferez de rapides progrès et vous serez bientôt capable de l'accomplir sans aucune aide. Il réduit la tension, accroît votre souplesse et peut également agir comme un stimulant lorsque vous êtes fatigué.

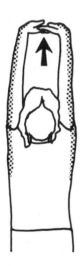

Les bras tendus devant vous à la hauteur des épaules, les paumes tournées vers l'extérieur, les doigts entrecroisés, tendez-vous légèrement pendant 15 secondes, de manière à étirer les doigts, les poignets, les avant-bras, les bras, les épaules, le haut de votre dos. Recommencez une deuxième fois.

Croisez vos doigts au-dessus de la tête, bras tendus, paumes tournées vers le haut. Tirez légèrement sur les bras en vous courbant un peu en arrière, sans retenir votre respiration. Restez ainsi pendant 15 secondes. Cet exercice, qui peut être pratiqué n'importe où, n'importe quand, est excellent pour les personnes qui ont les épaules tombantes.

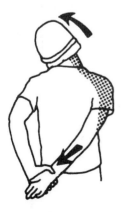

Pour le côté du cou et le haut de l'épaule : mettez les bras derrière le dos ; prenez votre poignet droit dans la main gauche et tirez doucement en inclinant la tête vers la gauche. Gardez la position pendant 10 secondes puis changez de côté. Cet exercice peut être pratiqué assis par terre, sur un siège ou debout.

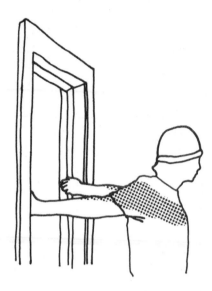

Accrochez-vous aux montants d'une porte, les bras tendus derrière vous à hauteur des épaules. Tirez sur vos bras comme si l'on vous poussait dans le dos, en sortant la poitrine et en rentrant le menton.

Les trois exercices suivants se font les doigts croisés derrière le dos.

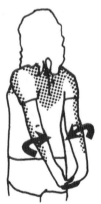

Pour commencer, rapprochez lentement les omoplates en tirant sur vos bras, les coudes légèrement tournés vers l'intérieur.

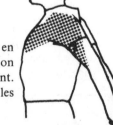

Dans cette position, relevez les bras en sortant la poitrine et en rentrant le menton. Restez ainsi pendant 5 à 15 secondes, selon vos possibilités. Cet exercice peut être pratiqué à tout moment. Il est conseillé aux personnes voûtées et à celles qui ont les épaules tombantes.

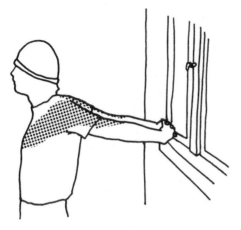

Pour compléter l'exercice précédent (si vous le maîtrisez suffisamment), laissez reposer vos mains sur un support relativement haut, par exemple un rebord de fenêtre. Gardez les bras tendus et le dos droit lorsque vous avancez en tirant sur vos épaules. Ne vous penchez pas en avant. Ne forcez pas. Si vous vous sentez las, cet exercice vous redonnera de l'énergie.

ENCHAINEMENT

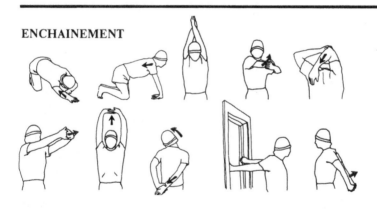

Dans le stretching, le mieux est souvent l'ennemi du bien. N'allez jamais *jusqu'au bout* de vos mouvements. Arrêtez-vous toujours avant d'avoir atteint un point que vous ne pourriez pas dépasser.

D'AUTRES EXERCICES POUR LES JAMBES

Assis sur les talons : on peut effectuer un certain nombre d'exercices pour les jambes, les pieds, l'aine, en partant de la position assis sur les talons.

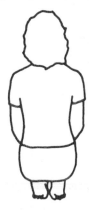 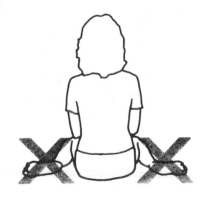

Cette position permet d'étirer les quadriceps, les genoux, les chevilles. Elle facilite la décontraction des mollets, qui peuvent ensuite être étirés plus aisément.

Il est important que vous soyez réellement assis sur les talons. Si vous écartez les pieds, les ligaments internes des genoux seront trop tendus et vous ne serez pas en position d'étirement.

Attention : *si vous avez ou avez eu des problèmes aux genoux, soyez prudent en vous asseyant. Prenez votre temps, gardez le contrôle de vos mouvements.*

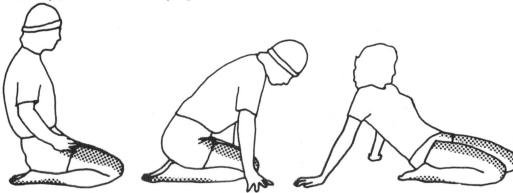

Une fois assis, laissez reposer les mains sur les cuisses. Si vos chevilles vous font souffrir, penchez-vous vers l'avant, en appui sur les bras, les mains posées de part et d'autre des jambes, jusqu'à ce que vous trouviez une position que vous pouvez tenir sans peine pendant 20 ou 30 secondes. Si au contraire vous ne sentez aucun étirement, ce qui est souvent le cas pour les femmes, penchez-vous vers l'arrière, les bras écartés.

Si vous avez du mal, n'insistez pas, mais recommencez régulièrement. Après plusieurs semaines d'exercices quotidiens, la raideur des chevilles aura complètement disparu.

Variante

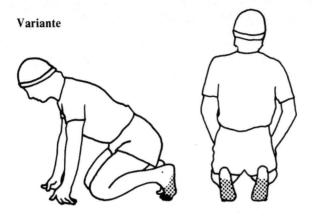

Pour les doigts et le côté du pied, asseyez-vous comme indiqué ci-dessus, en posant les genoux et les orteils sur le sol, et en prenant appui sur les mains pour assurer votre équilibre et le contrôle du mouvement. Si vous désirez l'accentuer, redressez-vous lentement, jusqu'à ce que vous sentiez bien votre position. Gardez-la pendant 15 secondes. Ne forcez pas. Vous risquez de ressentir une grande tension dans les pieds. Elle ne disparaîtra que graduellement. Cet exercice terminé, reprenez la position assis sur les talons.

Pour étirer les tendons d'Achille et les chevilles

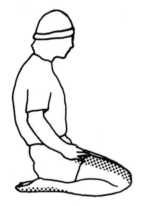

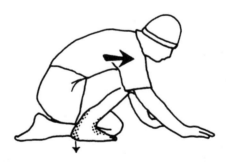

En partant de la position assis sur les talons, ramenez votre jambe droite vers l'avant et portez votre pied droit à la hauteur du genou gauche. Laissez votre talon se soulever de 1 ou 2 centimètres. Abaissez-le tout en poussant sur la cuisse (juste au-dessus du genou) avec l'épaule et la poitrine. L'objectif de l'exercice n'est pas de poser votre pied sur le sol, mais d'étirer le tendon d'Achille en exerçant sur lui une double pression. Pour être efficace, cet étirement doit être *très léger*. Maintenez-le pendant 15 secondes.

Ce mouvement est excellent pour les chevilles et le cou de pied. Lorsque vous le ferez avec l'autre jambe, vous sentirez probablement une différence. Avec l'âge, ou après une longue inactivité, cette partie du corps a tendance à s'ankyloser. Quand nous redevenons actifs, sa raideur et sa tension peuvent s'avérer être un handicap. Le meilleur moyen d'y remédier est d'effectuer cet exercice *avant* et *après* chaque effort qu'exige notre nouvelle occupation.

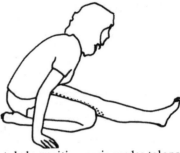

Pour étirer les muscles tendineux en partant de la position assis sur les talons, tendez ou étendez une jambe devant vous, le talon posé sur le sol, en restant assis sur l'autre jambe. *Prenez appui sur les mains et les bras pour vous soutenir et répartir votre poids,* afin de réduire la pression exercée sur la jambe pliée et de contrôler la tension des muscles de la jambe dépliée. Penchez-vous vers l'avant en pliant la taille jusqu'à ce que vous vous sentiez à l'aise. Essayez de maintenir les muscles fessiers en contact avec votre pied. Restez ainsi 20 secondes. *Ce mouvement est un exercice complet.* Ne l'effectuez qu'avec précaution, en sachant vous arrêter à temps.

Soyez extrêmement prudent si vous avez des problèmes aux genoux. N'insistez pas si vous sentez une douleur, même si elle est supportable. Apprenez à distinguer ce qui est bon pour vous et ce qui ne l'est pas (ou pas encore).

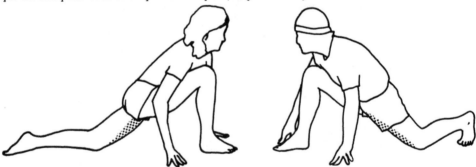

Pour les muscles de la hanche *(psoas-iliaques)* : tendez une jambe derrière vous, le genou et le cou de pied reposant sur le sol ; avancez l'autre en ramenant la cuisse contre votre poitrine, le genou à la verticale du pied. Sans modifier la position de vos jambes, abaissez la hanche opposée à votre jambe pliée, comme si l'on vous appuyait sur les reins. Si vous n'êtes pas assez souple, vous pouvez plier légèrement la jambe reposant sur le sol (dessin de droite). Cette position est excellente pour les personnes qui ont des problèmes dans la région lombaire.

Pratiquer le stretching chaque soir, pendant 10 à 30 minutes, vous permet de maintenir vos muscles en bonne condition. Si certaines parties du corps vous font souffrir, effectuez les exercices appropriés. Vous sentirez la différence le lendemain matin.

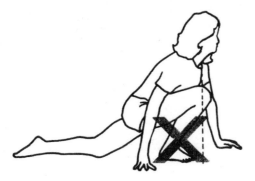

Attention : gardez bien la cheville à la verticale de votre genou et de votre cou. Ne vous projetez pas vers l'avant : plus la distance entre votre talon posé sur le sol et le genou opposé est grande, plus l'exercice est efficace.

Variantes

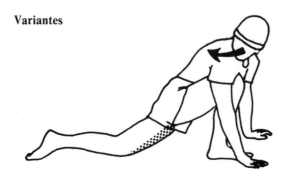

Faites tourner votre hanche gauche vers l'intérieur. En modifiant légèrement la position du bassin, le reste du corps demeurant immobile, vous pouvez sentir différents étirements des muscles de la hanche, de l'aine, du bas du dos. Pour compléter le mouvement, tournez la tête du côté de votre jambe pliée et regardez derrière vous. Gardez cette position pendant 20 secondes.

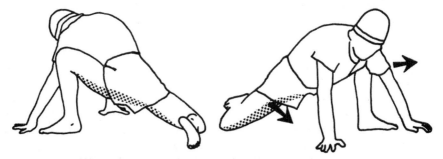

Partez des positions précédentes, ramenez votre pied droit vers vous en pliant la jambe droite à 90°, tournez légèrement le pied gauche vers l'extérieur en dégageant le genou. Vos mains sont appuyées sur le sol, devant vous. Baissez le bassin, comme si l'on pesait sur vos reins, pour étirer les muscles internes des cuisses (aine). Le genou droit et le pied gauche ne doivent pas bouger. Veillez à ce que votre genou gauche reste à la verticale de la cheville. Faites l'exercice sans forcer pendant 25 secondes.

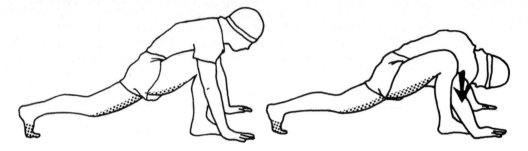

Le genou droit sous l'aisselle, toujours bien à la verticale de la cheville, redressez-vous légèrement, la jambe gauche tendue, en vous appuyant sur votre pied gauche. Restez ainsi pendant 20 secondes. Puis faites jouer votre hanche, comme dans les exercices précédents, en prenant appui sur les mains pour assurer votre équilibre. Étirez-vous pendant 15 secondes. Ce mouvement est recommandé si vous désirez acquérir plus de souplesse dans les hanches.

Variante : faites passer votre bras à l'intérieur du genou et inclinez la tête et le haut du buste en pliant les bras. Trouvez une position confortable. Gardez-la pendant 20 secondes.

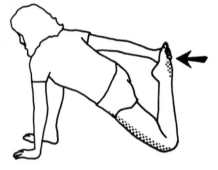

En partant toujours de la même position (jambe droite pliée, genou à la verticale de la cheville), pliez la jambe gauche, tendez le bras droit vers l'arrière et prenez votre pied gauche dans la main droite, entre la cheville et les orteils. Puis baissez votre hanche en tirant sur le pied jusqu'à ce que vous sentiez un léger étirement de la cuisse et du cou de pied. Relâchez au bout de 20 secondes. *Soyez très prudent si vous avez eu des problèmes de genoux.*

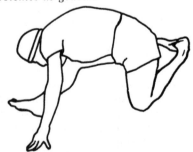

Si vous avez du mal à atteindre votre pied : sans déplacer le pied droit ni le genou gauche, faites basculer votre bassin vers l'arrière, comme si vous vouliez vous asseoir sur le talon, et tournez-vous légèrement vers la droite. Lorsque vous avez saisi votre pied, ramenez-le vers vous, comme dans la position précédente, en déplaçant les hanches vers l'avant et vers le bas. Un déplacement de 3 à 5 cm est suffisant. Restez ainsi pendant 15 secondes. Prenez garde à ne pas forcer en vous penchant vers l'avant.

ENCHAINEMENT

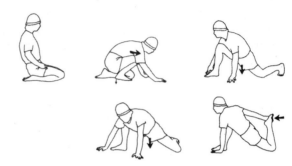

Enfants, nous avons tous suivi des cours d'éducation physique. Mais qu'avons-nous appris ? Des jeux et des sports. Posez-vous la question : que m'a-t-on enseigné à l'école, concernant mon corps, qui puisse m'être utile dans la vie quotidienne ? Pratiquement rien. Aujourd'hui, nous devons découvrir nous-mêmes ce qui aurait dû nous être inculqué dès l'enfance : comment nous maintenir en forme, comment ne pas vieillir trop vite, comment lutter contre les mauvaises habitudes. Faisons-le tout de suite. La santé du corps ne s'apprend jamais trop tôt.

EXERCICES POUR LE BAS DU DOS,
LES HANCHES, L'AINE ET LES CUISSES

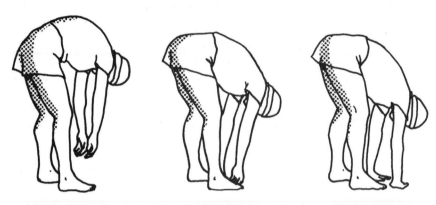

Partez de la position debout, les pieds parallèles, à la verticale des épaules. Penchez-vous lentement vers l'avant en faisant partir le mouvement de vos hanches. Gardez les genoux légèrement pliés (2-3 cm) pendant tout l'exercice, afin de ne pas faire supporter tout l'effort au bas de votre dos. Laissez pendre la tête et les bras. Arrêtez-vous quand vous sentez un léger étirement à l'arrière des jambes ; restez ainsi pendant 15 à 20 secondes, jusqu'à ce que vous éprouviez une sensation de bien-être. Aidez votre corps à se détendre en fixant votre esprit sur les zones qui sont étirées. Ne faites aucun mouvement forcé, ne raidissez pas les genoux. Tenez compte de ce que vous ressentez, ne vous souciez pas de ce que vous *pourriez* faire.

Pendant cet exercice, vous devez ressentir l'étirement à l'arrière des cuisses et à la saignée des genoux. Le dos peut également être étiré.

Vous pouvez toucher vos chevilles, les doigts de pieds, ou poser les paumes sur le sol. Le résultat obtenu dépend de votre souplesse et n'a strictement aucune importance. La seule chose qui compte est que vous étiriez correctement les muscles des jambes.

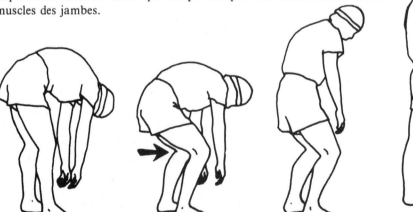

Important
Dans tous les mouvements où vous pliez la taille, n'oubliez jamais de fléchir

légèrement les genoux (2-3 cm). Pour vous redresser, utilisez les muscles longs de vos cuisses plutôt que les petits muscles du bas du dos. Ne vous remettez jamais en position verticale avec les jambes raidies.

Cet exercice est particulièrement recommandé avant les travaux pénibles, surtout le matin ou lorsqu'il fait froid. Pratiqué comme un exercice d'échauffement, il accroît la souplesse musculaire et permet d'éviter de nombreux accidents.

Il est également utile lorsque vous avez à soulever des objets pesants (voir p. 106).

Après vous être redressé, mettez-vous en position genoux fléchis, les pieds bien à plat sur le sol, à la verticale des épaules. Demeurez ainsi pendant 30 secondes.

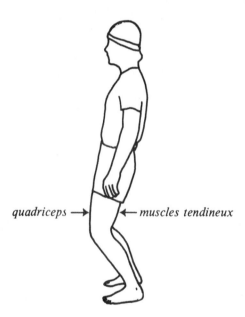

quadriceps → ← *muscles tendineux*

Dans cette position, vous tendez vos quadriceps et détendez les muscles tendineux. La fonction essentielle des quadriceps est de tendre la jambe, celle des tendineux de la plier. Comme les actions de ces groupes de muscles sont opposées, contracter les uns signifie obligatoirement relaxer les autres — et vice-versa.

Touchez vos cuisses. Sentez la différence entre la face antérieure et la face postérieure. Les quadriceps sont contractés, durs ; les tendineux sont au contraire décontractés, mous. Il est plus facile d'étirer ces derniers s'ils ont d'abord été relaxés.

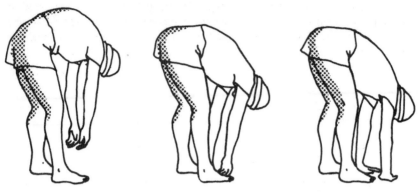

Après être demeuré en position genoux fléchis, recommencez l'exercice de la page 52, sans raidir les genoux. Ne vous imposez aucun effort violent. Vous êtes sans doute déjà capable de faire mieux que la première fois. Restez courbé 30 secondes.

Rappel : fléchissez les genoux lorsque vous vous redressez.

Votre posture doit être stable, confortable lorsque vous vous étirez.

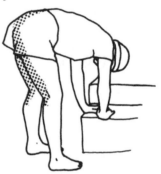

Vous aurez sans doute moins de mal à effectuer cet exercice si vous pouvez répartir votre poids entre les bras et les jambes. Si vous ne parvenez pas à poser vos paumes sur le sol avec les genoux légèrement fléchis, ce qui est le cas de nombreuses personnes, appuyez-vous sur une marche d'escalier, un rebord, une pile de livres. Trouvez vous-même la hauteur qui vous convient le mieux.

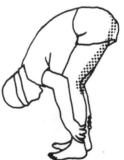

Vous pouvez également effectuer cet exercice en tenant le bas de vos jambes à la hauteur du mollet ou des chevilles. En vous servant des mains pour tirer sur votre corps, vous accroîtrez l'étirement des jambes et du dos tout en vous assurant une position très stable, qui vous permettra de vous relaxer. N'essayez pas de forcer. Cherchez la détente, non la performance. N'oubliez pas de fléchir les genoux.

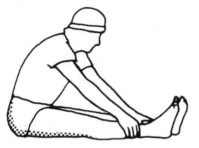 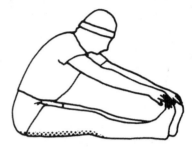

Asseyez-vous, les jambes tendues devant vous, les talons sur le sol, à une dizaine de centimètres l'un de l'autre. Penchez-vous, en partant des hanches, pour toucher les mollets, les chevilles ou les pieds, selon vos possibilités. Demeurez ainsi 20 secondes. Vous devez sentir un étirement derrière les genoux et les cuisses, ainsi que dans le bas du dos si cette partie du corps est anormalement tendue.

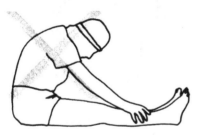 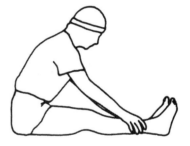

Ne courbez pas la tête pendant cet exercice. Vos hanches ne doivent pas basculer vers l'arrière.

Faites partir le mouvement de vos hanches, en gardant le dos et le cou droits.

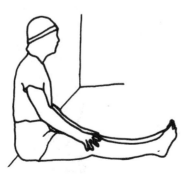

Pour éviter de plier le bas de votre dos, vous pouvez vous appuyer contre un mur et poser vos mains sur vos genoux. C'est une bonne position de départ si vous manquez totalement de souplesse.

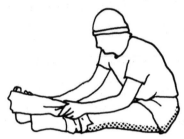

Si vous ne trouvez pas de point d'appui, utilisez une serviette. Faites-la passer sous vos pieds, à la hauteur des orteils, et tirez doucement sur ses deux extrémités en vous pliant à la taille, les bras légèrement fléchis. Déplacez vos mains le long de la serviette, en les rapprochant des pieds, jusqu'à ce que vous trouviez la meilleure position d'étirement.

Si cet exercice vous est pénible, ou si vous avez eu des problèmes avec le bas de votre dos, remplacez-le par les exercices de la page 36. Vous aurez moins de mal à les accomplir et, dans un premier temps, ils vous seront plus profitables.

Soyez toujours prudent lorsque vous avez les jambes tendues devant vous ou lorsque vous vous penchez vers l'avant en position debout. Étirez-vous modérément. Comme il est fort possible que vos deux jambes n'aient pas la même souplesse (ou la même raideur), évitez ces exercices si vous sentez une trop grande tension dans le bas du dos. Si l'une de vos jambes est nettement plus raide que l'autre, ou si elles sont toutes les deux très raides, vous obtiendrez de meilleurs résultats en les faisant d'abord travailler séparément (p. 36). Vous pourrez ensuite aborder avec plus de profit les exercices de la page 52.

Exercices pour l'aine

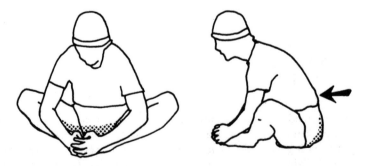

En position assise, les plantes des pieds jointes, saisissez vos orteils et penchez-vous lentement vers l'avant, en pliant la taille, jusqu'à ce que vous sentiez un bon étirement des muscles de l'aine. Vous pouvez également le ressentir dans le bas du dos. Demeurez dans cette position pendant 40 secondes. Gardez les épaules et le cou droits. Le mouvement doit partir des hanches (voir p. 15, *Les exercices de départ).* Laissez reposer vos coudes sur la face externe des jambes, afin de bien assurer votre équilibre.

Souvenez-vous : un bon exercice ne doit pas vous fatiguer. Choisissez votre emplacement, trouvez une position qui vous permette en même temps de vous étirer et de vous détendre.

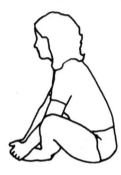

Si vous avez du mal à vous pencher vers l'avant, vos talons sont peut-être trop près de l'aine.

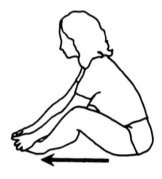

Dans ce cas, dépliez les jambes, jus-qu'à ce que vous n'ayez plus aucune peine à accomplir le mouvement.

Variantes

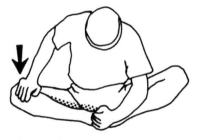

Prenez votre pied droit dans la main gauche, le coude reposant au creux de la jambe pour bien la stabiliser. Posez votre main droite sur le haut de la jambe droite *(pas sur le genou)* et appuyez légèrement, de manière à étirer seulement le côté droit de l'aine. Ne forcez pas. Cet exercice est excellent pour corriger un déséquilibre dans cette partie du corps et vous rendre aussi souple d'un côté que de l'autre.

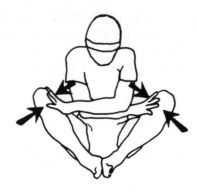

En position assise, les plantes des pieds jointes, posez les mains, en croisant les bras, sur l'intérieur des genoux. Essayez de les rapprocher, tout en les repoussant avec vos mains, de manière à contracter les muscles de l'aine. Maintenez cet effort pendant 5 à 6 secondes, puis détendez-vous et reprenez les exercices précédents. Cet enchaînement simple est excellent pour le haut des cuisses.

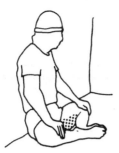

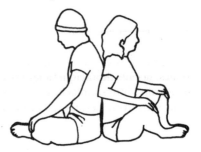

Vous pouvez également soulager les muscles trop tendus de l'aine en vous adossant à un support (une paroi ou une autre personne). Le dos bien droit, les plantes des pieds jointes, posez les mains sur le bas des cuisses (*au-dessus* des genoux). Poussez doucement, jusqu'à ce que vous ressentiez un étirement agréable, identique des deux côtés. Relâchez la pression après 30 secondes.

Si vous travaillez avec un ou une partenaire, asseyez-vous dos à dos pour accroître votre stabilité.

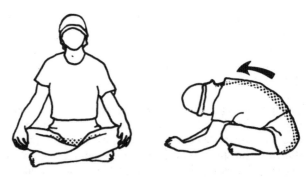

Si vous aviez des difficultés à vous asseoir en croisant les jambes, les exercices précédents vous permettront de prendre plus facilement cette position. Pour mieux étirer l'aine et le bas de votre dos, penchez-vous vers l'avant en courbant le dos. Essayez de poser les coudes sur le sol, devant vous, mais ne forcez pas si vous devez faire un effort pour y parvenir. Lorsque vous avez trouvé la bonne position, la plus agréable pour vos reins, décontractez-vous.

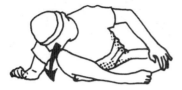

Variante : au lieu de vous pencher au-dessus de l'aplomb des pieds, penchez-vous sur un genou, puis sur l'autre, sans les relever, en veillant à bien faire partir le mouvement des hanches.

La torsion du dos

La torsion du dos est un excellent exercice pour le haut et le bas du dos, les flancs, la cage thoracique et les viscères. Elle est également bonne pour la taille et accroît votre souplesse, en vous permettant de regarder de côté ou derrière vous sans avoir besoin de faire tourner tout votre corps.

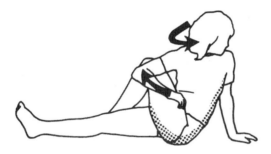

Asseyez-vous en tendant la jambe droite. Pliez la jambe gauche et posez le pied à l'extérieur du genou droit, puis pliez le coude droit et appuyez votre avant-bras contre la face externe de la cuisse gauche, juste au-dessus du genou. Pendant l'exercice, servez-vous de l'avant-bras pour maintenir votre jambe immobile.

Posez la main gauche sur le sol, derrière vous. Tournez lentement la tête pour regarder derrière votre épaule gauche, en faisant pivoter tout le buste vers la gauche. Essayez également de faire pivoter les hanches (mais vous n'y parviendrez pas, puisque la jambe gauche est maintenue en place par le bras droit). En faisant cela, vous étirez le flanc gauche et le bas du dos. Gardez la position pendant 15 secondes. Changez de côté. Pendant l'exercice, ne retenez pas votre souffle. Respirez normalement.

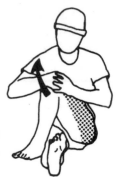

Variante : avec vos mains jointes, ramenez un genou vers le corps en direction de l'épaule opposée. Restez 30 secondes. Changez de côté.

La plupart des gens qui font du stretching consacrent plus de temps au membre qu'ils soulagent en premier, et choisissent d'instinct de commencer par celui qui leur paraît le plus souple. Cette habitude est néfaste, puisqu'elle accroît leur déséquilibre au lieu de l'atténuer. Commencez toujours par le membre ou le côté le plus tendu.

ENCHAINEMENT

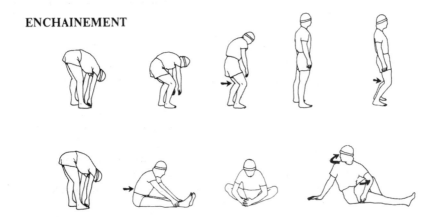

REVOYONS MAINTENANT ENSEMBLE QUELQUES PRINCIPES DE BASE DU STRETCHING

- Ne vous étirez pas trop, particulièrement au début. Faites-le modérément, détendez-vous, puis accentuez votre mouvement.
- Assurez-vous une position confortable, dans laquelle la tension initiale disparaîtra rapidement.
- Respirez naturellement. N'allez jamais jusqu'au point où vous pourriez être gêné pour respirer.
- Ne faites pas de mouvements brusques. Ils contracteraient les muscles que vous désirez étirer.
- Sentez votre étirement. Si la tension initiale s'accroît au lieu de disparaître, votre position est incorrecte. Rectifiez-la.
- Ne recherchez pas la souplesse à tout prix. Elle viendra avec le temps. La souplesse n'est qu'un des nombreux bienfaits du stretching.

N'OUBLIEZ PAS NON PLUS

- Votre condition physique change tous les jours.
- Ce que vous ressentez est toujours le résultat de ce que vous faites.
- La régularité et la relaxation sont les principes les plus importants du stretching. Seule la régularité vous permettra de réaliser des progrès.
- Il ne sert à rien de vous comparer aux autres. Ne cherchez pas à les égaler, mais à vous améliorer.
- Vous ne devez pas vous plier aux exercices, mais adapter les exercices à vos possibilités.
- La pratique du stretching vous maintient en bonne condition physique.
- Vous pouvez pratiquez le stretching à toute heure de la journée. Vous vous sentirez mieux après.

EXERCICES POUR LE DOS

Il est préférable d'utiliser une surface d'appui rigide mais pas trop dure, en particulier pour les exercices d'étirement du dos. Si vous choisissez une surface trop dure, vous aurez du mal à vous relaxer correctement.

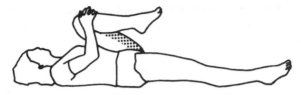

Allongez-vous sur le dos, ramenez le genou gauche vers la poitrine en le tenant entre vos mains. Gardez la jambe droite tendue, sans forcer. Essayez de ne pas soulever la nuque, mais ne forcez pas non plus et ne vous inquiétez pas si vous n'y parvenez pas la première fois. Gardez la position 30 secondes, puis changez de jambe.

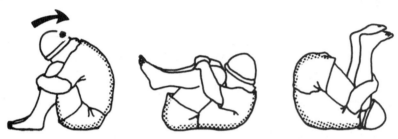

Faites cet exercice sur une natte ou un tapis. Ramenez les genoux contre la poitrine et roulez-vous en boule, comme indiqué ci-dessus, puis roulez sur votre colonne vertébrale, d'avant en arrière, d'arrière en avant, en gardant le menton collé contre la poitrine.

Essayez de rouler sans à-coups, en contrôlant votre mouvement. Effectuez de 4 à 8 allers-retours, sans accélérer, sans vous forcer, en essayant au contraire d'accroître *graduellement* la sensation de bien-être que vous éprouvez.

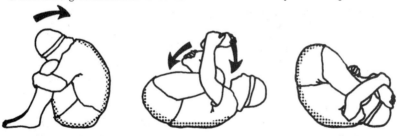

Améliorez ensuite cet exercice de la manière suivante : vous partez de la même position, mais lorsque vous vous trouvez sur le milieu du dos, vous croisez les jambes, vous prenez vos deux pieds (par la plante) et vous les pressez contre la poitrine. Pendant le mouvement de retour, vous lâchez les pieds et décroisez les jambes, de manière à vous retrouver assis, les jambes jointes, dans la même position qu'au départ. Pour la roulade suivante, croisez les jambes dans l'autre sens, celle qui était dessus passant dessous, pour faire jouer également tous les muscles du dos. Effectuez 6 à 8 allers-retours.

Attention : *si vous avez le dos très raide, soyez prudent.* Ne vous imposez pas de faire l'exercice jusqu'au bout. Améliorez graduellement votre technique, assurez votre équilibre lorsque les jambes sont pressées contre la poitrine. Progressez lentement, avec patience, en n'oubliant pas que vous devez demeurer détendu.

Prenez toujours votre temps pour vous étirer le dos. N'essayez pas de faire tous les exercices. Choisissez-en un et travaillez-le bien, jusqu'à ce que vous vous sentiez à l'aise.

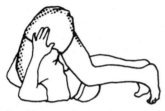

Jambes-par-dessus-tête : maintenant que les muscles de votre dos ont été étirés et détendus, roulez vers l'arrière sans plier les jambes et posez les pieds sur le sol. Placez les mains sur vos hanches pour vous soutenir et vous maintenir en équilibre. Ne retenez pas votre souffle, cherchez une position qui vous permette de respirer normalement. Lorsque vous l'avez trouvée, décontractez-vous.

Un bon moyen d'étirer le dos est de trouver une position confortable, d'accentuer légèrement l'étirement, puis de revenir à la position de départ. Apprenez à vous relaxer pendant vos exercices. Ne soyez jamais pressé.

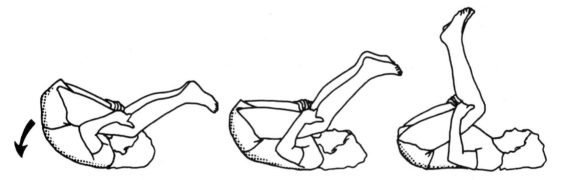

Les jambes par-dessus la tête, roulez lentement sur le dos, en essayant de sentir chacune de vos vertèbres. Vous serez probablement trop rapide au début, mais avec l'expérience vous apprendrez à ralentir votre mouvement, de manière à sentir l'une après l'autre toutes vos vertèbres.

Placez les mains sur la saignée des genoux pour maintenir vos jambes contre la poitrine pendant que vous dépliez lentement le dos. Ceci vous permettra de mieux contrôler votre vitesse. Essayez de garder la nuque droite, la tête sur le sol.

Rouler sur le dos en contrôlant votre vitesse peut vous être utile pour découvrir quelles sont les parties de votre dos qui sont le plus tendues. Ce sont celles que vous avez le plus de mal à dérouler lentement. Mais vous pouvez assouplir et détendre les muscles rattachés à la colonne vertébrale en pratiquant des exercices quotidiens, qui vous paraîtront chaque jour un peu plus faciles.

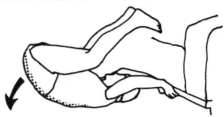

Pour accentuer l'étirement du dos dans la position jambes-par-dessus-tête, tendez le bras et saisissez le bord de votre natte ou le rebord d'un meuble suffisamment lourd. Pliez légèrement les bras et les genoux pour assurer votre équilibre et déroulez-vous lentement, vertèbre après vertèbre. Vos mains étant fixes, vous pouvez parfaitement maîtriser cette descente. Essayez d'aller le plus lentement possible.

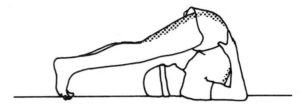

Il existe de nombreuses variantes de la position jambes-par-dessus-tête :

Si vous ne parvenez pas à toucher le sol avec les pieds, contentez-vous de trouver la position la plus confortable possible.

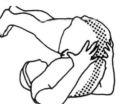

Ou bien pliez les genoux et laissez reposer vos jambes de part et d'autre de la tête.

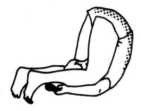

Si vous êtes vraiment très souple, vous pouvez tendre les bras derrière vous et toucher vos orteils avec vos doigts. Dans cette position, vous étirez le bas du dos et les muscles tendineux (l'arrière des cuisses).

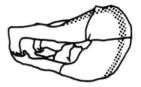

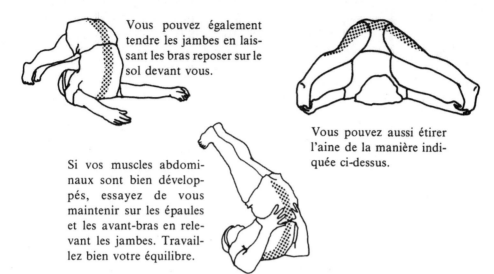

Vous pouvez également tendre les jambes en laissant les bras reposer sur le sol devant vous.

Vous pouvez aussi étirer l'aine de la manière indiquée ci-dessus.

Si vos muscles abdominaux sont bien développés, essayez de vous maintenir sur les épaules et les avant-bras en relevant les jambes. Travaillez bien votre équilibre.

Dans toutes ces positions, vous pouvez voir et sentir le milieu de votre corps. Si ces exercices vous paraissent difficiles, ou vous coupent le souffle, c'est probablement parce que votre poids est mal réparti. Lorsque votre corps est équilibré, vous devez pouvoir vous sentir à l'aise en choisissant celle de ces variantes qui vous convient le mieux.

Les exercices effectués jambes par-dessus tête sont recommandés pour l'assouplissement du dos, le renforcement de la ceinture abdominale et la circulation du sang dans les membres inférieurs.

De nombreuses personnes souffrent des reins parce qu'elles doivent demeurer de longues heures debout ou assises. Une des positions qui permet de soulager la tension dans cette partie du corps est l'accroupissement.

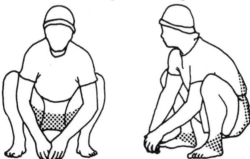

Partant de la position debout, accroupissez-vous, les pieds bien à plat sur le sol, les orteils légèrement tournés vers l'extérieur (15°). Selon votre souplesse, votre entraînement et les parties du corps que vous désirez étirer, la distance entre vos talons peut varier de 10 à 30 cm. Les genoux doivent être à la verticale des gros orteils, à l'extérieur des épaules. Gardez cette position pendant 30 secondes. Cet exercice, très facile pour certaines personnes, très difficile pour d'autres, permet d'étirer les chevilles, les genoux, les tendons d'Achille, l'aine, le bas du dos.

Variantes : les premières fois, vous aurez peut-être du mal à conserver votre équilibre, parce que vos chevilles et les tendons d'Achille ne sont pas assez souples. Vous pouvez résoudre cette difficulté de trois manières :

en vous accroupissant sur un plan incliné

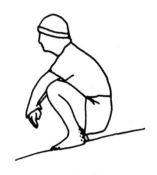

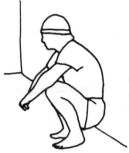

en appuyant votre dos contre un mur ou une barrière

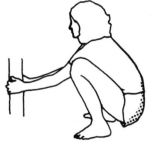

en vous raccrochant à un poteau ou un piquet.

L'accroupissement est une position très confortable, qui permet de soulager toutes les tensions du bas du corps.

Soyez très prudent si vous avez eu des problèmes de genoux. En cas de douleur, arrêtez immédiatement l'exercice.

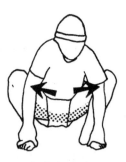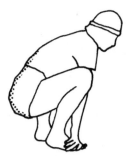

Pour accentuer l'étirement de l'aine, placez vos mains sur les pieds, les coudes contre la face interne des cuisses, et écartez lentement les bras en vous penchant légèrement vers l'avant, sans courber le dos (faites partir le mouvement des hanches). Gardez cette position pendant 20 secondes. Ne forcez pas. Si vous craignez de perdre l'équilibre, soulevez les talons de quelques centimètres.

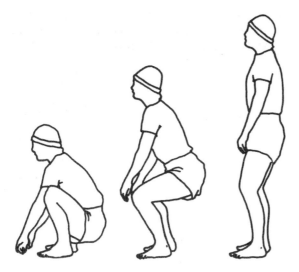

Pour vous redresser en partant de la position accroupie, rentrez légèrement le menton et relevez-vous en gardant le dos droit, les bras ballants. *Tout l'effort doit être accompli par les quadriceps.* Gardez la tête relevée, afin de ne pas contracter inutilement le bas du dos.

ENCHAINEMENT

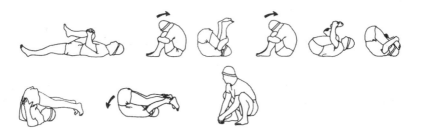

Maintenir pendant quelques secondes une légère tension permet à votre corps de la reconnaître et de s'y habituer. Rapidement, les muscles qui sont étirés acceptent cette tension, et votre corps se familiarise graduellement avec de nouvelles positions, qu'il finit par prendre sans la moindre raideur.

ÉLÉVATIONS DES PIEDS

Élever vos pieds avant ou après un effort est un excellent moyen de vous maintenir en forme. Il vous permet de garder en toute situation des jambes légères, de reposer et de relaxer vos pieds lorsqu'ils sont fatigués, de faire éprouver à tout votre corps une merveilleuse sensation de bien-être. Il est également très efficace contre les varices. Pour vous détendre et retrouver votre énergie, élevez les pieds pendant 2 ou 3 minutes, au moins deux fois par jour.

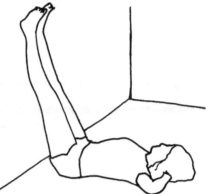

Allongez-vous sur le sol, les mains sous la tête, les fesses à une dizaine de centimètres d'un mur. Levez les jambes et posez vos pieds sur le mur, en gardant le dos bien plat. Voilà une position de relaxation efficace, et très simple.

Si vous ne voulez pas utiliser un support, vous pouvez élever vos pieds en partant de la position jambes-par-dessus-tête.

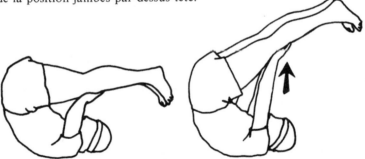

Placez les paumes sur vos genoux, les doigts dirigés vers l'avant. Tendez et bloquez les bras. Détendez les muscles de vos hanches, de façon que le poids des jambes soit supporté uniquement par les bras. Cette position très reposante est appelée « pose de la tranquillité » dans le Hatha Yoga. Pour la tenir, vous devez demeurer en équilibre sur le haut de la colonne vertébrale et l'arrière du crâne. Cet exercice n'est difficile qu'en apparence. Ne renoncez pas parce que vous avez échoué une dizaine de fois. La suivante sera peut-être la bonne.

Vous pouvez également élever vos pieds en prenant appui sur les épaules. Mais vous ne pourrez maîtriser ces mouvements que si vous avez une solide ceinture abdominale.

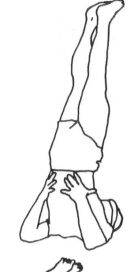

Placez les mains sur les hanches et redressez-vous en essayant de maintenir les jambes à la verticale. Vos mains soutiennent les reins et assurent votre équilibre. Pour vous aider à garder la position, contractez les muscles fessiers.

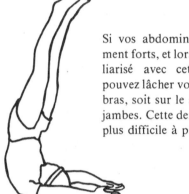

Si vos abdominaux sont suffisamment forts, et lorsque vous êtes familiarisé avec cette position, vous pouvez lâcher vos reins et étendre les bras, soit sur le sol, soit le long des jambes. Cette dernière posture est la plus difficile à prendre.

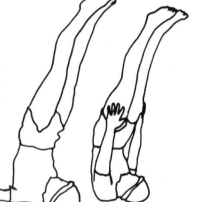

Au début, ne faites les exercices en appui sur les épaules que pendant quelques secondes ; augmentez ensuite progressivement leur durée.

Nous savons maintenant que le stretching est une bonne chose, mais *savoir* ne suffit pas. C'est *faire* qui est important. En effet, à quoi peut nous servir un savoir s'il ne nous conduit pas à améliorer notre vie de tous les jours ?

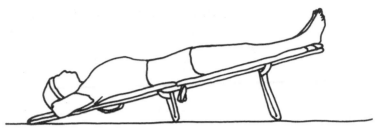

Pour élever les pieds, vous pouvez aussi vous coucher sur un plan incliné (naturel ou conçu à cet effet). Ne faites aucun exercice, allongez-vous la tête vers le bas et détendez-vous pendant 5 minutes. Augmentez progressivement la durée de cette relaxation, jusqu'à 15-20 minutes.

Pendant que vous êtes dans cette position, rentrez l'estomac. Cette technique peu contraignante, dont vous prendrez rapidement l'habitude, aidera à remettre en place les viscères. Le repos sur plan incliné est excellent pour les personnes qui veulent paraître ou se sentir minces.

En vous relevant, restez assis pendant 2 ou 3 minutes avant de vous mettre debout. Il faut toujours se redresser lentement après un exercice d'élévation des pieds, quel qu'il soit, afin d'éviter les étourdissements.

Variantes

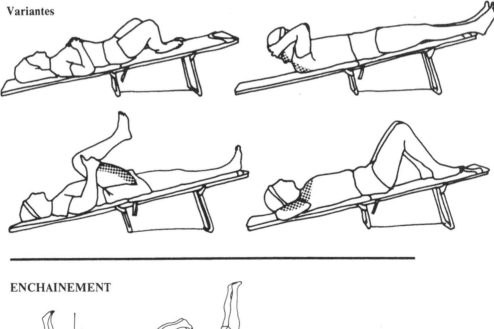

ENCHAINEMENT

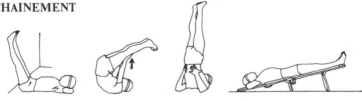

LES EXERCICES EN POSITION DEBOUT POUR LES JAMBES ET LES HANCHES

Les exercices qui suivent sont utiles pour la marche et la course. Ils assouplissent et fortifient les membres inférieurs. Ils peuvent tous être effectués en position debout.

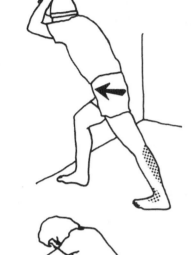

Pour étirer le mollet, placez-vous devant un mur sur lequel vous appuyez vos avant-bras, la tête posée sur vos mains jointes. Pliez une jambe, de façon que le pied se trouve à quelques centimètres du mur. Tendez l'autre jambe vers l'arrière, la plante du pied bien à plat sur le sol, perpendiculaire au mur ou légèrement tournée vers l'intérieur. Avancez les hanches en gardant le dos droit. Ne forcez pas. Restez ainsi pendant 30 secondes, puis changez de jambe.

Une jambe pliée vers l'avant, prenez appui sur une barre ou un rebord et baissez les hanches en fléchissant légèrement le genou. Votre pied doit demeurer collé au sol, sans tourner vers l'extérieur. Cet exercice étirant le tendon d'Achille, ne recherchez qu'une *légère* sensation d'étirement. Gardez la position pendant 25 secondes, puis détendez-vous et changez de jambe.

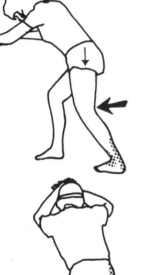

Reprenez la position indiquée dans le premier exercice. Tendez la jambe droite. Avancez uniquement votre hanche droite, en la faisant tourner vers l'intérieur. Dans le même temps, inclinez très légèrement les épaules vers la gauche. Surveillez votre pied droit, qui doit demeurer à plat, perpendiculaire au mur. Étirez-vous sans forcer pendant 25 secondes. Changez de côté.

Le tendon d'Achille et la cheville peuvent être étirés de diverses manières. Plusieurs exercices concernant cette partie du corps ont déjà été présentés dans d'autres enchaînements (voir en particulier p. 47). En voici un que vous pouvez effectuer en utilisant le bord d'un trottoir ou une marche d'escalier.

Placez l'avant du pied sur le rebord d'un trottoir ou d'une marche d'escalier, sans y appuyer la voûte plantaire et le talon. Baissez lentement votre talon en vous appuyant à une voiture ou à la rampe d'escalier pour assurer votre équilibre. Étirez-vous sans forcer pendant 20 secondes, sans plier la jambe que vous étirez.

Pour sentir l'étirement un peu plus haut dans le mollet, recommencez l'exercice en pliant légèrement la jambe.

Ce mouvement simple est recommandé après un travail épuisant ou lorsque les mollets et les tendons d'Achille sont très raides. Il peut être effectué pratiquement n'importe où. Il permet de dissiper toutes les tensions accumulées dans les jambes.

Appuyez-vous à un mur ou un pilier, levez la jambe et ramenez le genou contre la poitrine. Ne vous pliez pas, demeurez aussi droit que possible. Le genou qui vous supporte est légèrement fléchi (2-3 cm), le pied bien droit. Faites un étirement simple pendant 30 secondes. Changez de jambe.

Posez l'avant du pied droit sur un support stable. Tendez la jambe gauche vers l'arrière, le pied bien à plat sur le sol. En gardant le buste droit, faites avancer vos hanches, ce qui doit avoir pour effet de plier la jambe droite. Assurez votre équilibre en posant vos mains sur les hanches. Pliez-vous pendant 30 secondes, puis changez de côté.

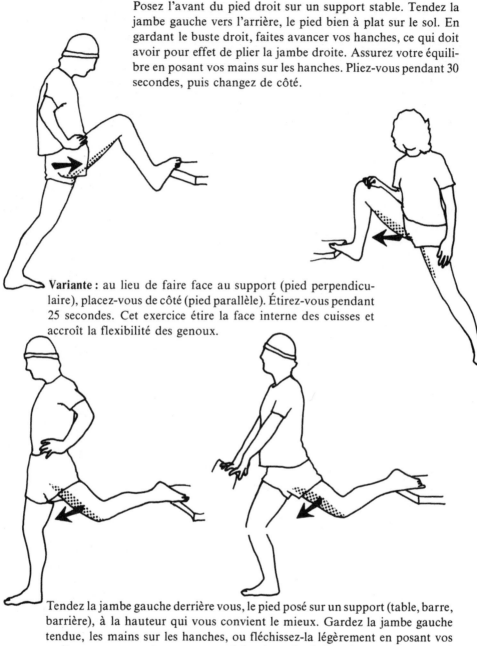

Variante : au lieu de faire face au support (pied perpendiculaire), placez-vous de côté (pied parallèle). Étirez-vous pendant 25 secondes. Cet exercice étire la face interne des cuisses et accroît la flexibilité des genoux.

Tendez la jambe gauche derrière vous, le pied posé sur un support (table, barre, barrière), à la hauteur qui vous convient le mieux. Gardez la jambe gauche tendue, les mains sur les hanches, ou fléchissez-la légèrement en posant vos mains sur un second support — et faites basculer la hanche gauche comme si vous vouliez ramener votre jambe vers l'avant. Relâchez les muscles fessiers. Votre pied gauche doit être perpendiculaire au support. Gardez le dos et la tête droits. Cet exercice est excellent pour les muscles de la hanche et les quadriceps. Faites-le pendant 20 secondes. En le pratiquant souvent, vous trouverez rapidement une position confortable, qui vous permettra d'être à l'aise et en parfait équilibre.

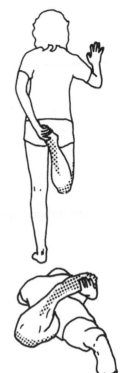

Pour étirer les genoux et les quadriceps : appuyez-vous à un mur, prenez votre pied *droit* dans la main *gauche* et pressez le talon contre vos fesses. Votre genou plie sans difficulté. Cet exercice est excellent pour les personnes qui veulent assouplir leurs genoux après avoir eu des problèmes. Faites-le pendant 20 secondes, puis changez de jambe.

Une variante de ce mouvement : allongez-vous sur le ventre, saisissez votre cou de pied avec la main opposée et tirez vers vous. N'insistez pas si vous ressentez une quelconque douleur. Faites cet exercice pendant 8 à 12 secondes pour chaque jambe.

Souvenez-vous qu'un étirement doit toujours être contrôlé. Partez toujours d'une position confortable. Vous progresserez plus rapidement si vous maîtrisez les étirements simples avant d'essayer les étirements complets. Rythmez vos exercices. N'oubliez pas qu'en forçant vous obtiendrez l'effet inverse de celui que vous recherchez.

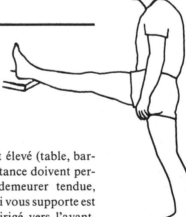

Placez le talon sur un support modérément élevé (table, barrière, branche, rocher) ; la hauteur et la distance doivent permettre à la jambe que vous levez de demeurer tendue, approximativement à l'horizontale. Celle qui vous supporte est légèrement fléchie (2-3 cm). Le pied est dirigé vers l'avant, comme en position de marche ou de course.

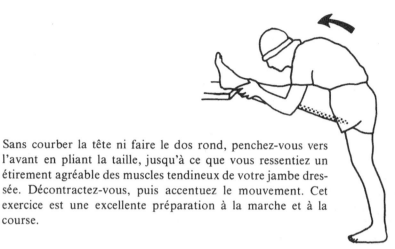

Sans courber la tête ni faire le dos rond, penchez-vous vers l'avant en pliant la taille, jusqu'à ce que vous ressentiez un étirement agréable des muscles tendineux de votre jambe dressée. Décontractez-vous, puis accentuez le mouvement. Cet exercice est une excellente préparation à la marche et à la course.

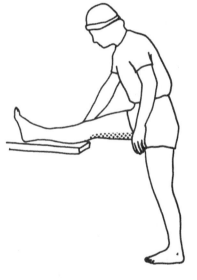

Variante : si vous manquez de souplesse, choisissez un support moins élevé. Placez une main sur le rebord pour assurer votre équilibre. Penchez-vous vers l'avant en gardant l'autre bras le long du corps. N'essayez pas de forcer. N'inclinez pas la tête.

Pour étirer la face interne de la cuisse : tournez-vous sur le côté, le pied reposant sur le sol parallèle au support. Tendez bien votre jambe gauche. Tournez lentement la hanche gauche vers l'intérieur, sans tourner le buste. Penchez-vous vers la gauche, votre épaule se rapprochant du genou. Faites un premier étirement pendant 15 secondes, puis accentuez-le pendant 20 secondes. Pendant l'exercice, votre jambe droite doit être légèrement fléchie.

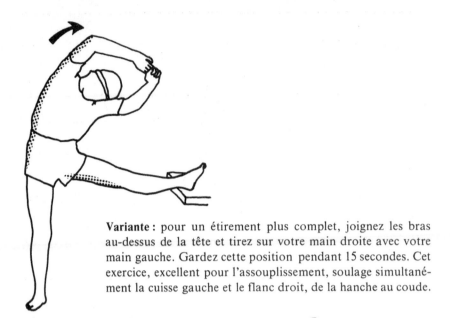

Variante : pour un étirement plus complet, joignez les bras au-dessus de la tête et tirez sur votre main droite avec votre main gauche. Gardez cette position pendant 15 secondes. Cet exercice, excellent pour l'assouplissement, soulage simultané-ment la cuisse gauche et le flanc droit, de la hanche au coude.

Posez la face interne du pied gauche sur un support. En gardant la jambe gauche tendue, pliez-vous à la taille, les bras ballants, la tête au-dessus du pied droit. Votre jambe droite doit être légèrement fléchie. Si cette position est confortable, gardez-la pendant 20 secondes.

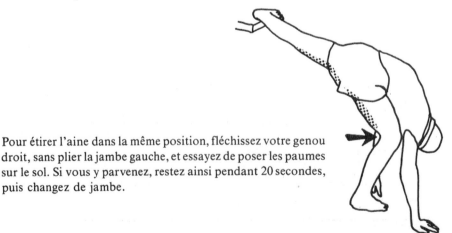

Pour étirer l'aine dans la même position, fléchissez votre genou droit, sans plier la jambe gauche, et essayez de poser les paumes sur le sol. Si vous y parvenez, restez ainsi pendant 20 secondes, puis changez de jambe.

ENCHAINEMENT

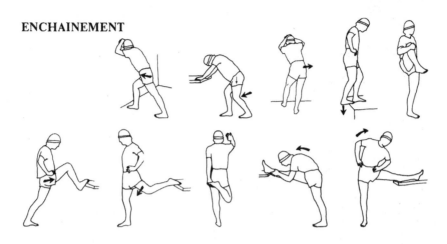

Il est important d'entretenir la souplesse de notre corps, d'éviter les mauvaises positions, de faire travailler nos muscles et nos articulations. Une des conséquences du vieillissement est la perte ou la diminution de la mobilité. Le stretching régulièrement pratiqué est le meilleur moyen de préserver cette mobilité.

EXERCICES EN POSITION DEBOUT POUR LE HAUT DU CORPS

Ces exercices sont recommandés aux personnes qui désirent garder la taille fine. Ils s'effectuent tous en position debout. Vous pouvez les pratiquer où vous voulez, quand vous le désirez, si vous en ressentez le besoin.

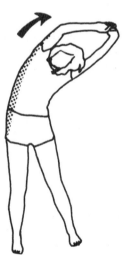

Écartez vos jambes à hauteur d'épaule, les pieds dirigés vers l'avant, les genoux légèrement fléchis (2-3 cm). Placez votre main gauche sur la hanche et levez le bras droit, puis penchez-vous vers la gauche en vous pliant à la taille. Faites ce mouvement lentement. Lorsque vous ressentez une sensation agréable, gardez la position pendant 10 à 15 secondes, puis décontractez-vous. Accroissez progressivement la durée de l'étirement. Revenez à votre position de départ lentement, sans mouvement brusque.

Au lieu de placer une main sur la hanche, joignez les mains au-dessus de votre tête. Pliez la taille pour vous pencher de côté, un bras tirant sur l'autre sans forcer, les pieds bien à plat sur le sol.

En tirant sur un bras, vous accentuez l'étirement des muscles du dos et du flanc, du haut de la cuisse au coude. Conservez la position pendant 8 à 10 secondes.

L'exercice suivant étire les muscles situés de part et d'autre de la colonne vertébrale.

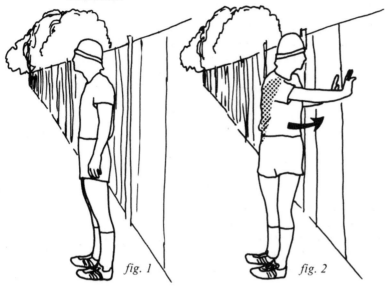

fig. 1   fig. 2

Placez-vous à proximité (30 à 60 cm) d'une paroi à laquelle vous tournez le dos. Vos pieds sont à la verticale des épaules, perpendiculaires à la paroi. Sans déplacer les jambes, tournez lentement le buste, de manière à pouvoir poser vos paumes sur la paroi. Restez ainsi de 10 à 20 secondes, puis revenez à votre position de départ et tournez-vous de l'autre côté. N'essayez pas de forcer si vous ne parvenez pas à poser vos mains comme indiqué sur le dessin ci-dessus. Soyez très prudent si vous avez des problèmes de genoux. Augmentez progressivement la durée de l'exercice. Gardez les genoux légèrement fléchis (2-3 cm).

Variante : pour accentuer l'étirement, faites le même mouvement en essayant de regarder derrière votre épaule et en maintenant le bassin parallèle à la paroi. Gardez cette position pendant 10 secondes.

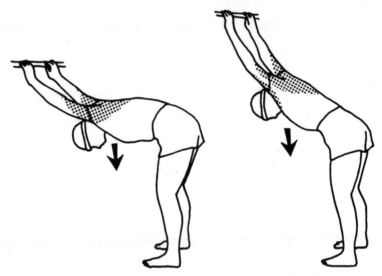

Voici un excellent exercice pour les épaules et le dos : accrochez vos mains à un support horizontal et laissez tomber le haut du corps. Vos pieds sont perpendiculaires au support, à écartement d'épaule, les genoux légèrement fléchis, les hanches à la verticale des pieds. Vous sentez un étirement dans les épaules et le haut du dos.

Maintenant, fléchissez un peu plus les genoux, ou placez les mains sur un support plus élevé. L'étirement n'est pas le même. Avec un peu d'expérience, vous pouvez ainsi apprendre à choisir votre étirement selon vos besoins. Gardez la position pendant 30 secondes. Ce mouvement est recommandé si votre travail ou vos activités ont tendance à créer une raideur dans les épaules et la région des omoplates. Il fait rapidement disparaître les tensions du haut du dos.

Vous pouvez utiliser le haut d'un réfrigérateur, une étagère ou le rebord d'un meuble. Pour l'effectuer, il vous suffit d'avoir un support, un peu de temps et un minimum de volonté.

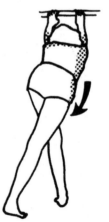

Pour étirer le côté du buste et la hanche, croisez les jambes comme indiqué ci-contre et laissez-vous pendre en vous penchant légèrement dans la direction opposée à la jambe que vous tendez derrière vous.

Ces exercices pour les bras et les épaules sont efficaces avant et après une course. Ils détendent le haut du corps et accroissent la mobilité des bras. Ils sont également utiles lorsque vous avez à soulever des objets, ou comme exercices d'échauffement avant des activités sportives comme le tennis, le volley-ball, le handball.

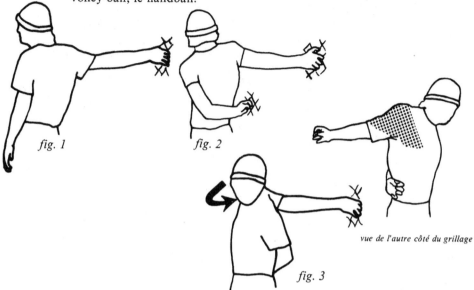

fig. 1

fig. 2

vue de l'autre côté du grillage

fig. 3

L'exercice suivant concerne l'avant des épaules et les bras. Il nécessite un support auquel vous pouvez vous agripper, un grillage, par exemple. Placez-vous à côté du support et saisissez-le avec votre main droite à la hauteur de l'épaule, le bras tendu (fig. 1). Passez ensuite le bras gauche derrière le dos et agrippez le support comme indiqué dans la figure 2. Tournez alors la tête vers la gauche en essayant de regarder votre main droite (fig. 3). La taille étant maintenue par le bras gauche, le mouvement de votre tête étire les muscles de l'épaule.

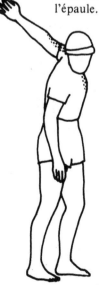

Changez de côté. Tournez-vous lentement, sans essayer de forcer. L'important est de ressentir une agréable sensation d'étirement, pas de vous imposer une contrainte en vous contorsionnant inutilement. Vous obtiendriez l'inverse de ce que vous recherchez.

Variante : vous pouvez également faire des étirements en agrippant le support avec une seule main, en la plaçant à différentes hauteurs pour étirer successivement tous les muscles de l'épaule.

Pour cet exercice, vous avez encore besoin d'un support que vous puissiez agripper.

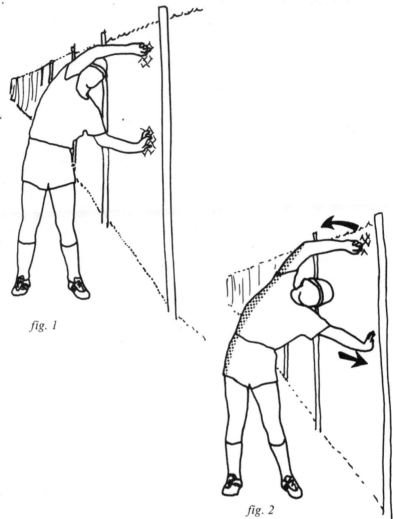

fig. 1

fig. 2

Saisissez le support avec votre main gauche, à peu près à la hauteur de la taille. Faites passer le bras droit par-dessus votre tête et saisissez le support avec la main droite. Votre bras droit est tendu, votre bras gauche légèrement fléchi (fig. 1).

Pour étirer le flanc droit, exercez deux forces opposées, comme si vous vouliez repousser le support avec la main gauche et l'attirer à vous avec la main droite (fig. 2). Vos genoux doivent être légèrement fléchis (2-3 cm). Maintenez votre effort pendant 10 secondes.

Effectuez chaque exercice lentement, revenez lentement à votre position de départ. Ne soyez jamais brutal ni pressé. Ayez toujours des mouvements fluides, contrôlés.

ENCHAINEMENT

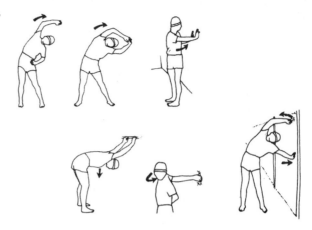

Le stretching doit être agréable. Si vous vous imposez des efforts violents pour vous prouver que vous êtes capable de vous surpasser, vous vous privez de tout ce qu'il peut vous apporter. Si vous le pratiquez correctement, vous vous rendrez compte que plus vous avancez, plus il devient facile, et plus il est facile, plus vous l'appréciez.

EXERCICES A LA BARRE FIXE

Vous pouvez pratiquer des étirements en utilisant une barre fixe.

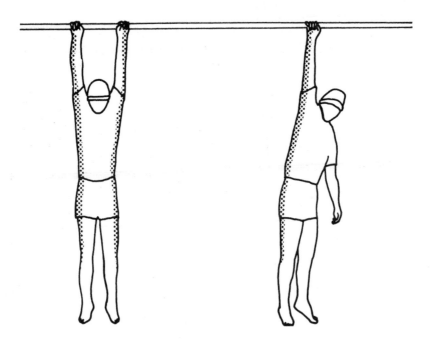

Prenez la barre à deux mains et laissez-vous pendre, le menton sur la poitrine, les pieds ne touchant pas le sol. Au début, restez ainsi pendant 10 secondes, puis augmentez progressivement la durée de l'exercice (au moins 60 secondes). Assurez solidement votre prise sur la barre.

Baissez un bras, ne vous tenez plus que par une main. Détendez-vous. Commencez par rester 5 secondes, puis augmentez graduellement. Cet exercice, qui étire votre flanc du genou au poignet, n'est profitable que si vous êtes capable de vous détendre totalement pendant que vous êtes suspendu.

Attention : *évitez ces exercices si vous êtes ou avez été fragile des épaules, à la suite d'un accident ou d'une maladie.*

EXERCICES AVEC UNE SERVIETTE

Nous avons tous une serviette entre les mains au moins une fois par jour. Bien utilisée, elle peut nous permettre d'effectuer divers exercices d'étirement des bras, des épaules et de la poitrine.

Saisissez la serviette près de ses extrémités, les bras tendus, et faites passer les bras par-dessus la tête, puis derrière le dos. Les mains doivent être suffisamment écartées pour permettre à vos bras de se mouvoir librement.

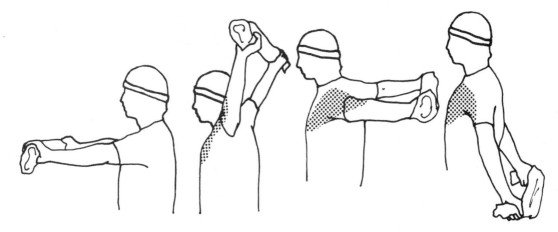

Accentuez l'étirement en rapprochant vos mains sur la serviette. Recommencez le mouvement lentement, sans chercher à forcer. Si vous ne parvenez pas à faire passer vos bras derrière le dos, vous avez trop rapproché les mains. Écartez-les légèrement et essayez une nouvelle fois.

Vous pouvez arrêter le mouvement dans n'importe quelle position pour isoler et accentuer l'étirement de certains muscles. Par exemple, si vos muscles pectoraux sont particulièrement sensibles, il vous est possible de les soulager en demeurant les bras tendus derrière vous, la serviette à la hauteur des épaules, pendant 10 à 20 secondes avant de terminer le mouvement.

Le stretching n'est pas une compétition. Vous n'êtes pas tenu de vous comparer aux autres, puisque nous sommes tous différents. Nous sommes même différents d'un jour sur l'autre. Pratiquez-le en tenant compte de *vos* possibilités du moment. C'est le meilleur moyen de les accroître.

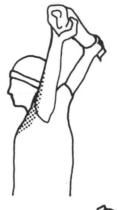

Voici un autre enchaînement possible avec une serviette. Après avoir trouvé le bon écartement des mains, tendez les bras au-dessus de la tête.

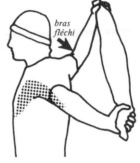

bras fléchi

Puis baissez le bras gauche jusqu'à la hauteur de l'épaule. Votre bras droit se plie, approximativement à angle droit.

Amenez maintenant le bras droit à la hauteur du bras gauche et terminez le mouvement en baissant simultanément les deux bras, comme dans l'exercice précédent.

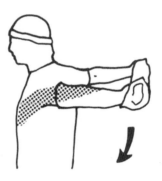

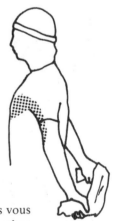

Cet exercice doit être effectué lentement. Vous pouvez l'accomplir sans vous arrêter, ou au contraire isoler un étirement particulier en gardant la même position pendant plusieurs secondes. Recommencez en changeant de côté.

Avec de l'entraînement, vous deviendrez plus souple et pourrez rapprocher les mains. Mais n'essayez pas d'aller trop vite.

La flexibilité des épaules et des bras est utile pour le tennis, la marche, la course, la nage (pour ne citer que quelques activités parmi d'autres). Étirer la poitrine réduit la tension musculaire et facilite la circulation du sang. Préserver la souplesse du buste et des membres antérieurs ne nécessite aucun effort exceptionnel si vous faites des exercices *réguliers*.

EXERCICES EN POSITION ASSISE

Les exercices suivants peuvent être effectués en position assise. Ils sont recommandés aux personnes qui travaillent dans des bureaux.

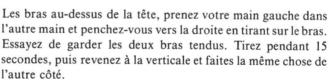

Entrecroisez vos doigts, puis tendez les bras devant vous, les paumes tournées vers l'extérieur. Sentez l'étirement dans les avant-bras, les bras, le haut de votre dos. Gardez la position pendant 20 secondes. Répétez l'exercice au moins deux fois.

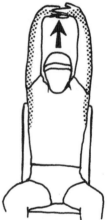

Les doigts toujours croisés, mettez les bras au-dessus de la tête, les paumes tournées vers le haut. Tirez sur les mains comme si vous vouliez allonger les bras. Ne forcez pas. Restez ainsi pendant 10 secondes, puis détendez-vous. Recommencez trois fois.

Les bras au-dessus de la tête, prenez votre main gauche dans l'autre main et penchez-vous vers la droite en tirant sur le bras. Essayez de garder les deux bras tendus. Tirez pendant 15 secondes, puis revenez à la verticale et faites la même chose de l'autre côté.

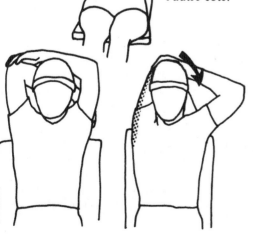

Les bras levés et pliés, posez la main gauche sur le coude droit et tirez-le derrière la tête jusqu'à ce que vous sentiez un étirement agréable de l'épaule et de l'arrière du bras (triceps). Gardez la position sans forcer pendant 30 secondes.

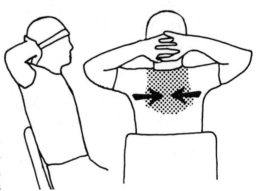

Les doigts croisés derrière la nuque, les bras pliés dans l'alignement du dos, rapprochez les omoplates pour créer une légère tension dans le haut du dos. Gardez la position jusqu'à ce que la tension disparaisse (8 à 10 secondes), puis détendez-vous. Recommencez plusieurs fois. Cet exercice est excellent si vous avez mal aux épaules ou dans la partie supérieure du dos.

Posez la main gauche sur le bras droit, jusqu'au-dessus du coude, et ramenez-le vers votre épaule gauche en tournant la tête vers la droite. Poursuivez l'étirement pendant 10 secondes. Recommencez en changeant de bras.

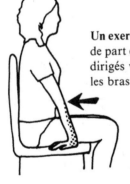

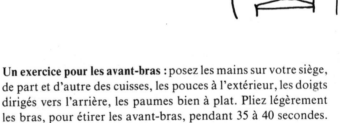

Un exercice pour les avant-bras : posez les mains sur votre siège, de part et d'autre des cuisses, les pouces à l'extérieur, les doigts dirigés vers l'arrière, les paumes bien à plat. Pliez légèrement les bras, pour étirer les avant-bras, pendant 35 à 40 secondes.

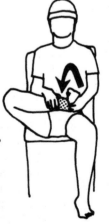

Exercices en position assise pour les chevilles, les hanches, le bas du dos

En position assise, pliez la jambe et faites pivoter votre pied, dans un sens puis dans l'autre, 20 ou 30 fois.

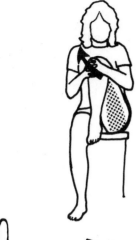

Pliez la jambe gauche et croisez les mains juste en dessous du genou. Pressez-la sans forcer contre votre poitrine. Pour modifier l'étirement, appuyez avec le bras gauche, en direction de votre épaule droite. Après 30 secondes, changez de jambe.

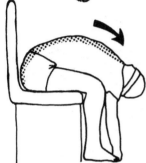

Penchez-vous vers l'avant pour soulager le bas du dos. Même si vous ne ressentez aucun étirement, cet exercice est bon pour votre circulation. Restez ainsi pendant 45 à 50 secondes. Pour vous redresser sans contraction, posez les mains sur les cuisses et servez-vous de vos bras.

Exercices pour le visage et le cou

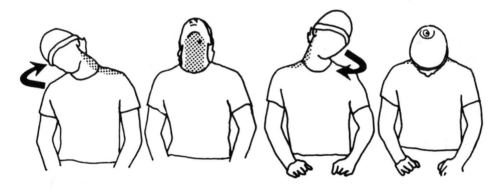

Asseyez-vous le plus confortablement possible. *Très lentement,* en gardant le dos droit, faites tourner votre tête en ployant le cou, comme indiqué ci-dessus. Vous pouvez éprouver le besoin de vous arrêter en cours de mouvement pour étirer des muscles qui vous paraissent particulièrement tendus. Si vous le faites sans forcer, en vous relaxant bien, la tension s'atténuera et disparaîtra en quelques secondes. Ces exercices pour le cou vous permettront de retrouver une meilleure posture, assise ou debout, si vous craignez d'être en train de vous affaisser. Pour la position assise, voyez page 183.

L'exercice suivant fera peut-être sourire votre entourage, mais il vous permettra de détendre votre visage, le plus souvent crispé par une attention trop soutenue, qui vous contraint à froncer les sourcils et fatigue les muscles faciaux.

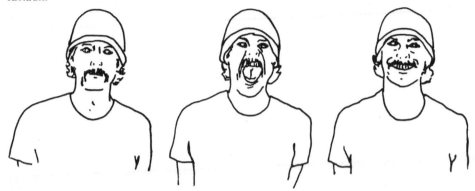

Relevez les sourcils, ouvrez très grands les yeux comme si vous étiez frappé d'étonnement, puis ouvrez la bouche en tirant sur les mâchoires et sortez la langue. Restez ainsi de 5 à 10 secondes. La dissipation de la tension des muscles du visage, en particulier autour du nez et du menton, vous amènera tout naturellement à sourire.

ENCHAINEMENT

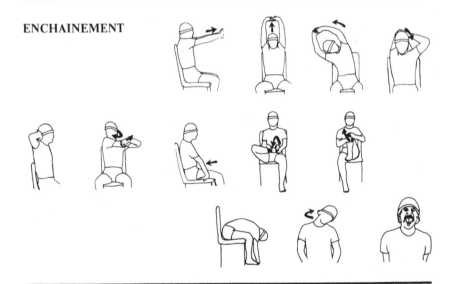

Si vous travaillez d'une manière continue, accordez-vous 5 minutes toutes les trois ou quatre heures pour faire quelques exercices en position assise. Ils vous aideront à vous maintenir en forme pendant toute la journée.

EXERCICES D'ÉLÉVATION DES PIEDS POUR L'AINE ET LES CUISSES

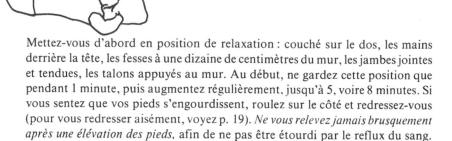

Les exercices les plus efficaces pour l'aine et les muscles de la face interne des cuisses sont ceux que vous pouvez faire couché sur le dos, en utilisant un mur pour élever vos pieds. Ils ne présentent aucune difficulté si vous commencez toujours par un étirement simple, en l'accentuant ensuite pour obtenir un étirement complet.

Mettez-vous d'abord en position de relaxation : couché sur le dos, les mains derrière la tête, les fesses à une dizaine de centimètres du mur, les jambes jointes et tendues, les talons appuyés au mur. Au début, ne gardez cette position que pendant 1 minute, puis augmentez régulièrement, jusqu'à 5, voire 8 minutes. Si vous sentez que vos pieds s'engourdissent, roulez sur le côté et redressez-vous (pour vous redresser aisément, voyez p. 19). *Ne vous relevez jamais brusquement après une élévation des pieds*, afin de ne pas être étourdi par le reflux du sang.

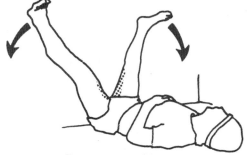

Dans cette position, étirez l'aine en écartant lentement les jambes, les talons toujours contre le mur, jusqu'à ce que vous ressentiez une légère tension. Restez ainsi pendant 30 secondes en vous détendant progressivement.

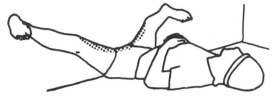

Avec de la pratique, ce mouvement vous deviendra plus facile, et vous pourrez écarter plus largement les jambes. Le dessin ci-dessus représente un étirement complet. N'essayez pas de l'imiter à tout prix, étirez-vous selon *vos* possibilités. Le mur vous permet de garder cette position pendant tout le temps que vous désirez, en vous relaxant totalement, sans gaspiller d'énergie pour vous maintenir en équilibre.

Souvenez-vous que vos fesses doivent être à une dizaine de centimètres du mur. Si vous vous placez trop près, vous créerez une tension inutile dans le bas du dos.

Variantes

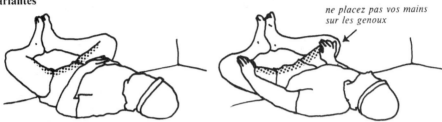

ne placez pas vos mains sur les genoux

Joignez les plantes des pieds, sans les écarter du mur. Détendez-vous.

Pour accentuer l'étirement, posez vos mains sur les cuisses, au-dessus du genou, et appuyez légèrement, sans forcer, en détendant tout votre corps.

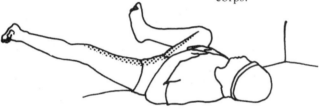

Pour vous étirer d'un côté, tendez une jambe en gardant l'autre fléchie.

Reprenez la position de relaxation Croisez les mains derrière la tête, à la hauteur des oreilles, et ramenez-la doucement vers la poitrine. Restez ainsi pendant 5 secondes. Répétez 2 ou 3 fois l'exercice. (Pour les autres étirements du cou, voyez p. 25.)

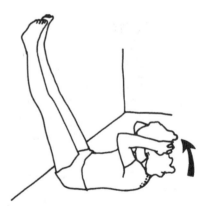

ENCHAINEMENT

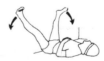

EXERCICES JAMBES ÉCARTÉES POUR L'AINE ET LES HANCHES

Les exercices suivants peuvent faciliter vos mouvements latéraux, accroître ou entretenir votre souplesse et vous éviter des accidents si vous avez à fournir des efforts importants faisant intervenir les muscles du milieu du corps.

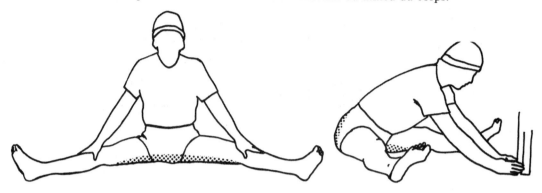

Asseyez-vous, jambes écartées, dans une position confortable. Penchez-vous lentement vers l'avant, en vous pliant à la hauteur des hanches. Ne couchez pas vos pieds, ne tendez pas les quadriceps. Étirez-vous ainsi pendant 30 secondes, en laissant reposer les mains sur les jambes pour assurer votre équilibre, ou en saisissant un objet stable placé devant vous pour mieux contrôler votre mouvement.

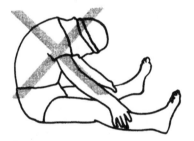

Gardez la tête et les épaules droites, afin d'éviter que vos hanches basculent vers l'arrière et créent une tension dans le bas du dos. Si vous faites le dos rond en vous penchant vers l'avant, cela signifie que tous les muscles du milieu du corps sont exagérément tendus. Pour garder le dos droit, faites partir le mouvement des hanches, apprenez à sentir et contrôler leur position.

Ne cherchez pas une plus grande souplesse. Cherchez un plus grand bien-être.

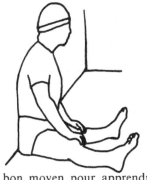

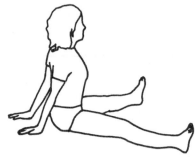

Un bon moyen pour apprendre à placer correctement le dos et les hanches est de vous appuyer contre un mur, les jambes tendues, la partie inférieure du dos collée contre la paroi.

Vous pouvez également poser les mains derrière vous pour vous soutenir et maintenir votre dos droit pendant que vous avancez légèrement les hanches.

Ne vous penchez pas vers l'avant si vous ne vous sentez pas à l'aise dans les positions ci-dessus. Développez d'abord la flexibilité des hanches.

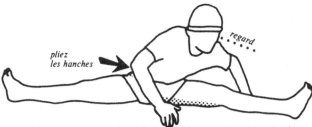

pliez les hanches *regard*

Variante : pour étirer l'arrière de la cuisse gauche et la hanche droite, penchez-vous en direction de votre pied gauche. Faites partir le mouvement des hanches. Rentrez le menton, gardez le dos droit. Restez ainsi pendant 30 à 40 secondes. Si vous avez des difficultés, utilisez une serviette.

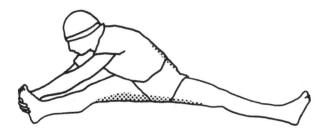

Une autre variante : penchez-vous en direction du pied droit et saisissez-le en plaçant vos deux mains à l'extérieur. Cet exercice accentue l'étirement de l'aine et du dos, des omoplates à la taille. Ne forcez pas si vous n'y parvenez pas. Vous y parviendrez au moment voulu, sans effort inutile.

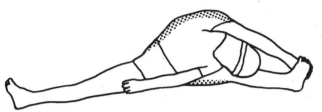

Un exercice avancé : penchez-vous sur le côté, le bras droit par-dessus la tête, et saisissez votre pied gauche. Laissez le bras gauche reposer sur le sol, dans une position naturelle. Étirez-vous pendant 30 secondes. Ne forcez pas si vous ne parvenez pas à toucher votre pied dès les premières fois.

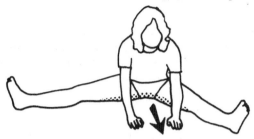

Apprenez à ressentir et à choisir vos étirements. Après vous être penché vers l'avant, vers la gauche, vers la droite, penchez-vous dans des positions intermédiaires, en fonction des raideurs et des tensions que vous ressentez. Effectuez chaque étirement pendant 30 secondes, en vous relaxant.

Si vous avez du mal à faire ces exercices, ne vous découragez pas. Pratiquez-les régulièrement, sans vous laisser démoraliser par votre manque de souplesse. Si vous suivez votre rythme, votre raideur s'atténuera et vous ferez de rapides progrès.

Un autre moyen d'étirer l'aine :

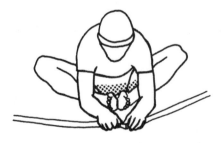

Joignez les plantes des pieds, penchez-vous vers l'avant et saisissez un objet placé devant vous (le bord de votre natte ou le pied d'un meuble). Utilisez ce point de traction pour trouver une position confortable et accentuer ensuite votre étirement. Ne forcez pas. Gardez la position, en vous relaxant, pendant 20 à 30 secondes.

Tenir le bord de la natte ou du tapis de sol vous assure une meilleure stabilité et un plus grand équilibre pendant l'étirement.

Asseyez-vous dans le coin du tapis, en plaçant les jambes et les pieds à angle droit, le long de la lisière. Posez vos mains sur le sol, pour vous soutenir et assurer votre équilibre. Vous devez sentir un léger étirement de l'aine.

détendez vos quadriceps

ne couchez pas vos pieds

pliez les hanches

appuyez-vous sur vos bras

Après 40 secondes, avancez fesses et hanches et penchez-vous vers l'avant en prenant appui sur vos bras. Faites ce mouvement en essayant de ne pas déplacer ni coucher vos pieds, uniquement en écartant plus largement les jambes au moment où vous vous propulser vers l'avant.

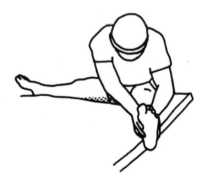

Dans cette position, tournez-vous légèrement de côté et penchez-vous en direction de votre pied gauche, en pliant bien les hanches. Posez les deux mains sur votre jambe, à la hauteur qui vous permet de sentir le mieux l'étirement de la cuisse droite et du dos. Projetez le menton vers l'avant, n'arrondissez pas les épaules. Gardez la position pendant 30 secondes, en vous relaxant, puis redressez-vous et faites la même chose de l'autre côté. Évitez tout mouvement brusque. Commencez toujours par étirer la jambe qui vous paraît en avoir le plus besoin. Si nécessaire, utilisez une serviette.

APPRENDRE LE GRAND ÉCART

Les exercices suivants ne sont ni accessibles ni conseillés à tous. Ils peuvent intéresser les gymnastes, les danseurs ou certains sportifs. Si vous n'entrez dans aucune de ces catégories, contentez-vous des autres exercices présentés dans cet ouvrage. Cet avertissement peut vous paraître décourageant. Mais reconnaissez qu'à moins de pratiquer une discipline particulière, il ne vous est pas indispensable de savoir faire le grand écart !

Le grand écart vers l'avant

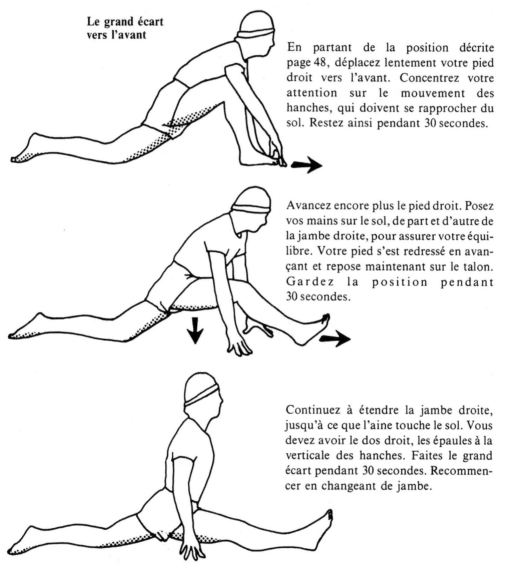

En partant de la position décrite page 48, déplacez lentement votre pied droit vers l'avant. Concentrez votre attention sur le mouvement des hanches, qui doivent se rapprocher du sol. Restez ainsi pendant 30 secondes.

Avancez encore plus le pied droit. Posez vos mains sur le sol, de part et d'autre de la jambe droite, pour assurer votre équilibre. Votre pied s'est redressé en avançant et repose maintenant sur le talon. Gardez la position pendant 30 secondes.

Continuez à étendre la jambe droite, jusqu'à ce que l'aine touche le sol. Vous devez avoir le dos droit, les épaules à la verticale des hanches. Faites le grand écart pendant 30 secondes. Recommencer en changeant de jambe.

Apprendre à faire le grand écart demande du temps, de la patience, une très grande régularité. Soyez extrêmement prudent. Procédez par étapes, en prenant votre temps. Si vous allez trop vite, vous risquez de vous blesser.

Le grand écart latéral

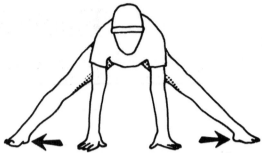

Partez de la position debout, les pieds perpendiculaires au corps. Écartez lentement les jambes, jusqu'à ce que vous sentiez bien l'étirement des cuisses. Appuyez-vous sur les mains. Concentrez votre attention sur vos hanches, qui doivent descendre pratiquement à la verticale. Maintenez cet étirement simple pendant au moins 30 secondes.

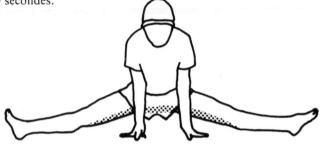

Quand la tension a diminué, continuez à écarter les pieds pour obtenir un étirement complet. Pour ne pas imposer un trop grand effort aux genoux, dont les ligaments extérieurs pourraient être blessés, laissez vos pieds se redresser et reposer sur les talons. Gardez la position pendant 30 secondes. Avec de l'expérience, vous pourrez descendre de plus en plus bas et finir par faire reposer votre aine sur le sol. *Mais soyez extrêmement patient.* Ne perdez jamais le contrôle de votre mouvement. Moins vous irez vite, plus vous aurez de chances de réussir.

Les exercices des pages 91 et 96 (ci-dessous) sont une très bonne préparation pour apprendre à faire le grand écart.

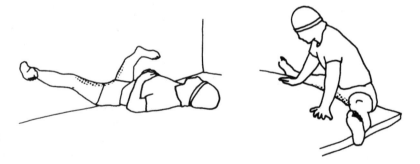

Enchaînements : le stretching au quotidien

Afin de réduire la tension musculaire et le stress de la vie de tous les jours, on peut enchaîner avec profit plusieurs exercices.

Certains sont adaptés à des activités quotidiennes spécifiques, comme la marche à pied ou le travail au bureau. Nous proposons ici, également, une séquence conçue spécialement pour les personnes de plus de cinquante ans ainsi qu'une série d'étirements à réaliser à divers moments de la journée. Dès que le stretching vous sera plus familier, vous combinerez les exercices selon vos besoins.

Avant de passer aux enchaînements, assurez-vous que les exercices qui les constituent ne vous posent plus de problèmes. Pour de plus amples explications, reportez-vous aux pages dont les numéros figurent en dessous de chaque dessin.

Le matin

Environ 5 minutes

Dès le lever, quelques étirements libéreront votre corps de l'engourdissement d'une nuit de sommeil. Faites votre stretching sans hâte, bien à votre aise. Il soulagera les muscles trop raides ou contractés. Une douche chaude, prise au préalable, peut être utile pour la mise en train.

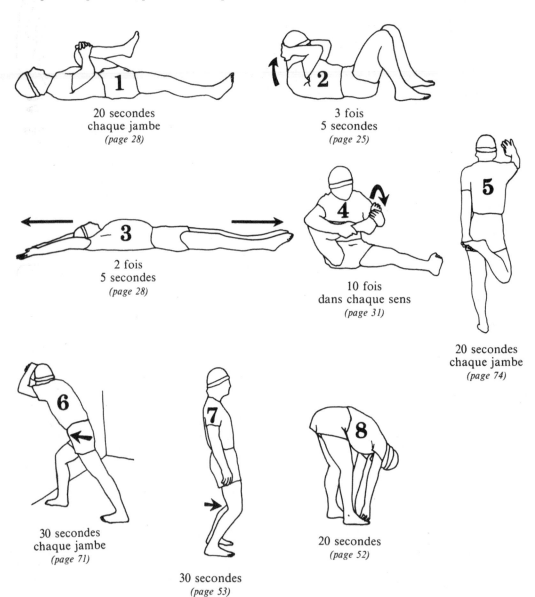

1

20 secondes
chaque jambe
(page 28)

2

3 fois
5 secondes
(page 25)

3

2 fois
5 secondes
(page 28)

4

10 fois
dans chaque sens
(page 31)

5

20 secondes
chaque jambe
(page 74)

6

30 secondes
chaque jambe
(page 71)

7

30 secondes
(page 53)

8

20 secondes
(page 52)

Avant et après

La marche

Environ 7 minutes

Ces étirements faciliteront les mouvements de la marche.

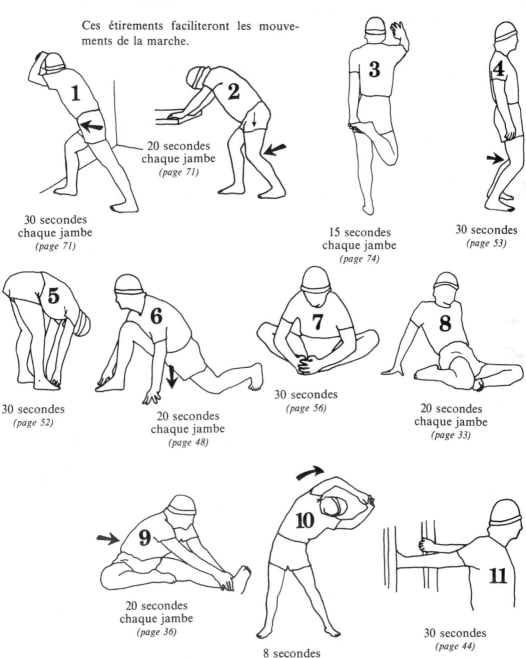

1 — 30 secondes
chaque jambe
(page 71)

2 — 20 secondes
chaque jambe
(page 71)

3 — 15 secondes
chaque jambe
(page 74)

4 — 30 secondes
(page 53)

5 — 30 secondes
(page 52)

6 — 20 secondes
chaque jambe
(page 48)

7 — 30 secondes
(page 56)

8 — 20 secondes
chaque jambe
(page 33)

9 — 20 secondes
chaque jambe
(page 36)

10 — 8 secondes
de chaque côté
(page 78)

11 — 30 secondes
(page 44)

Étirements quotidiens

Environ 12 minutes

Il s'agit, avec cet enchaînement, d'étirer et de soulager les muscles qui servent couramment lors d'une journée d'activité normale.

Les tâches les plus simples soumettent souvent le corps à des gestes brusques et maladroits qui provoquent stress et tensions. Les muscles deviennent rigides et bloquent l'expression des tensions accumulées. Dix à quinze minutes de stretching par jour permettront de venir à bout de tels blocages.

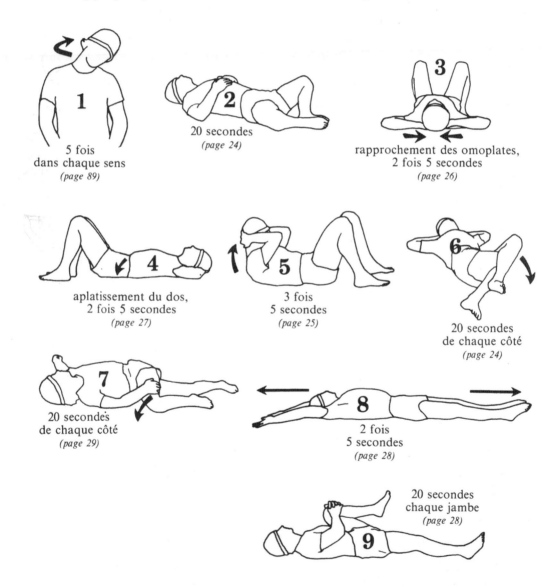

1
5 fois
dans chaque sens
(page 89)

2
20 secondes
(page 24)

3
rapprochement des omoplates,
2 fois 5 secondes
(page 26)

4
aplatissement du dos,
2 fois 5 secondes
(page 27)

5
3 fois
5 secondes
(page 25)

6
20 secondes
de chaque côté
(page 24)

7
20 secondes
de chaque côté
(page 29)

8
2 fois
5 secondes
(page 28)

9
20 secondes
chaque jambe
(page 28)

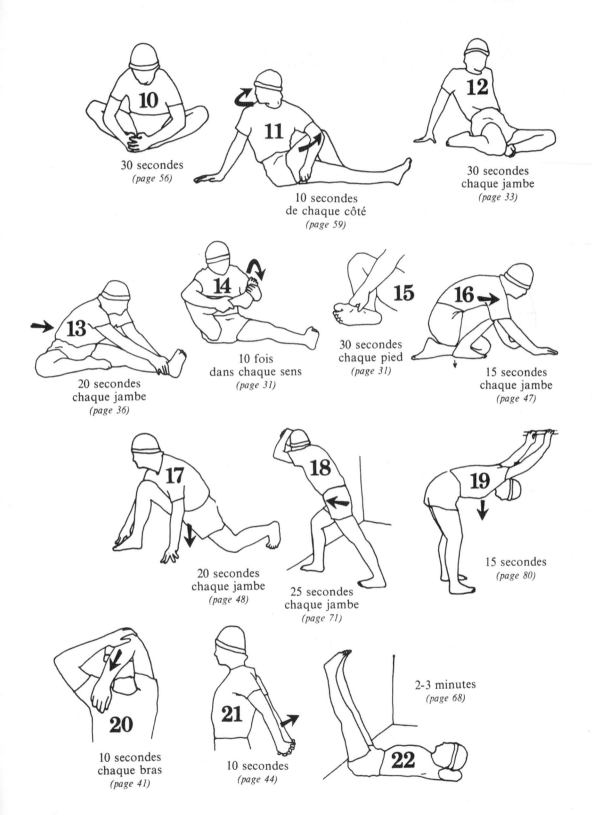

10
30 secondes
(page 56)

11
10 secondes
de chaque côté
(page 59)

12
30 secondes
chaque jambe
(page 33)

13
20 secondes
chaque jambe
(page 36)

14
10 fois
dans chaque sens
(page 31)

15
30 secondes
chaque pied
(page 31)

16
15 secondes
chaque jambe
(page 47)

17
20 secondes
chaque jambe
(page 48)

18
25 secondes
chaque jambe
(page 71)

19
15 secondes
(page 80)

20
10 secondes
chaque bras
(page 41)

21
10 secondes
(page 44)

22
2-3 minutes
(page 68)

Pour les plus de 50 ans

5-6 minutes environ

Il n'est jamais trop tard pour apprendre le stretching. En prenant de l'âge, nous devons même y attacher une plus grande importance.

Moins actif, le corps perd en vieillissant beaucoup de sa souplesse. Les muscles n'ont plus autant d'élasticité et tendent à s'affaiblir. Pourtant le corps montrera une étonnante capacité à reconquérir force et souplesse, pour peu que l'on adopte un programme de mise en forme physique.

Quels que soient l'âge ou le degré de souplesse, les principes de base du stretching restent les mêmes. *Autrement dit, ne cherchez pas à dépasser vos limites.* Ne tentez pas de reproduire et d'imiter les dessins de cet ouvrage. Apprenez à vous étirer en douceur, en restant à l'écoute de votre corps. Soyez patients. Des muscles ankylosés par de longues années d'inactivité ne se décontracteront pas en un jour. Soyez réguliers, et l'entraînement s'avérera payant. Si vous hésitez sur la marche à suivre, consultez votre médecin *avant de commencer le stretching.*

Voici une série d'étirements qui vous aideront à retrouver et conserver la forme.

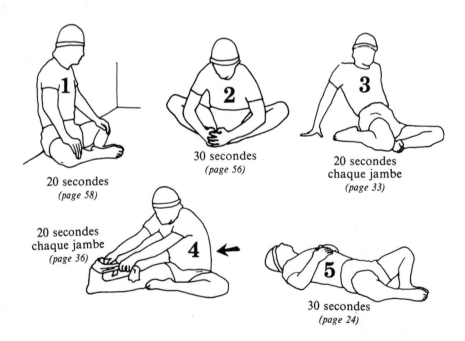

1

20 secondes
(page 58)

2

30 secondes
(page 56)

3

20 secondes
chaque jambe
(page 33)

20 secondes
chaque jambe
(page 36)

4

5

30 secondes
(page 24)

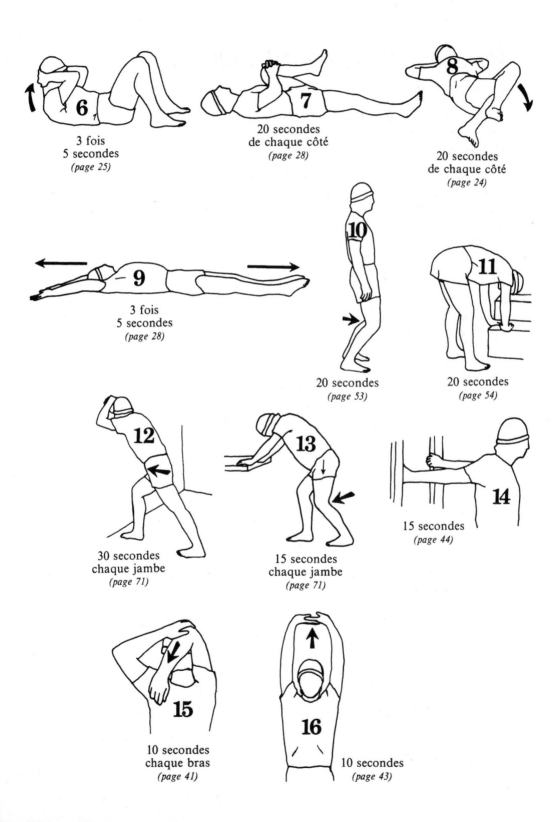

6
3 fois
5 secondes
(page 25)

7
20 secondes
de chaque côté
(page 28)

8
20 secondes
de chaque côté
(page 24)

9
3 fois
5 secondes
(page 28)

10
20 secondes
(page 53)

11
20 secondes
(page 54)

12
30 secondes
chaque jambe
(page 71)

13
15 secondes
chaque jambe
(page 71)

14
15 secondes
(page 44)

15
10 secondes
chaque bras
(page 41)

16
10 secondes
(page 43)

Avant et après

Le travail, chez soi et au-dehors

Environ 5 minutes

Avant d'effectuer une tâche qui exige un effort physique réel (ménage, peinture, jardinage, transport d'objets lourds), consacrez quelques minutes à des étirements simples. Vous éviterez ainsi la tension musculaire et les courbatures qui sont généralement le lot de ce genre de travail, et celui-ci en sera facilité.

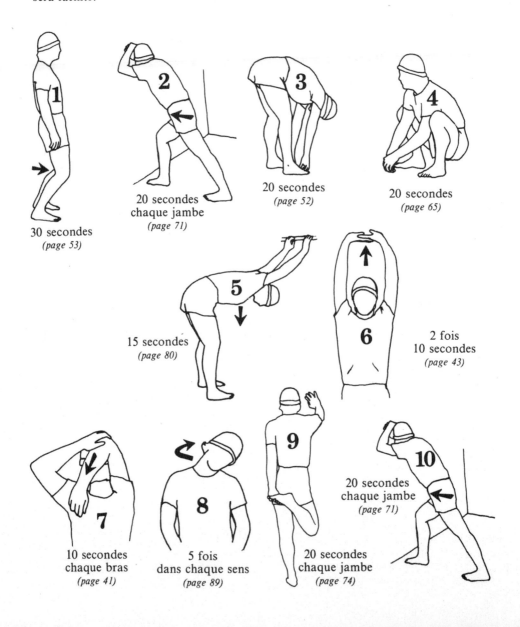

30 secondes
(page 53)

20 secondes
chaque jambe
(page 71)

20 secondes
(page 52)

20 secondes
(page 65)

15 secondes
(page 80)

2 fois
10 secondes
(page 43)

10 secondes
chaque bras
(page 41)

5 fois
dans chaque sens
(page 89)

20 secondes
chaque jambe
(page 74)

20 secondes
chaque jambe
(page 71)

Contre

La tension du dos

Environ 5 minutes

Ces étirements soulageront les muscles du bas et du haut du dos, ceux des épaules et du cou. Afin d'obtenir des résultats optimaux, pratiquez-les chaque soir avant de vous coucher. Travaillez seulement les positions que vous sentez bien. *Ne forcez pas.*

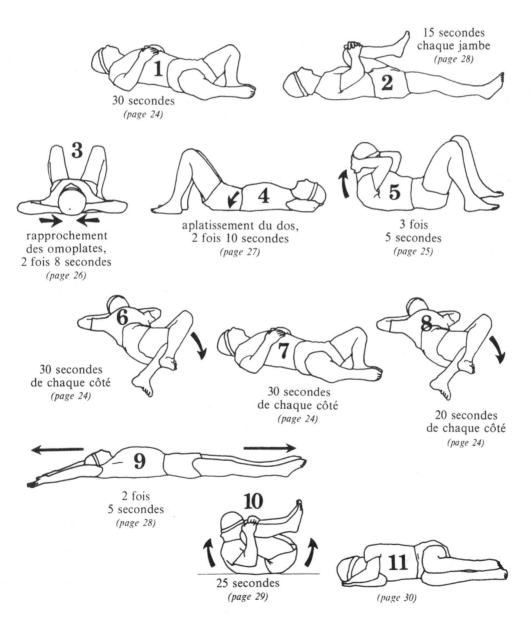

1
30 secondes
(page 24)

2
15 secondes
chaque jambe
(page 28)

3
rapprochement
des omoplates,
2 fois 8 secondes
(page 26)

4
aplatissement du dos,
2 fois 10 secondes
(page 27)

5
3 fois
5 secondes
(page 25)

6
30 secondes
de chaque côté
(page 24)

7
30 secondes
de chaque côté
(page 24)

8
20 secondes
de chaque côté
(page 24)

9
2 fois
5 secondes
(page 28)

10
25 secondes
(page 29)

11
(page 30)

Après

La position assise

Environ 5 minutes

Après être resté longtemps assis, cette série vous détendra. La position assise a notamment pour effet de ralentir la circulation sanguine dans les jambes et les pieds, de contracter les muscles de la face interne des cuisses, de raidir ceux du dos et du cou. Ces étirements rétabliront une bonne circulation du sang et dissiperont les tensions dûes à une trop longue immobilité.

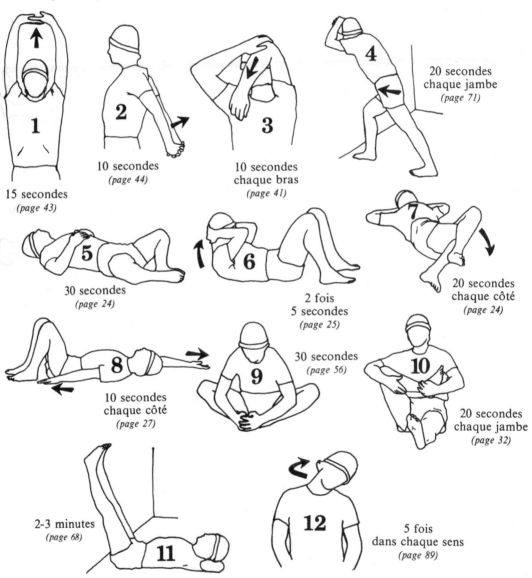

1
15 secondes
(page 43)

2
10 secondes
(page 44)

3
10 secondes
chaque bras
(page 41)

4
20 secondes
chaque jambe
(page 71)

5
30 secondes
(page 24)

6
2 fois
5 secondes
(page 25)

7
20 secondes
chaque côté
(page 24)

8
10 secondes
chaque côté
(page 27)

9
30 secondes
(page 56)

10
20 secondes
chaque jambe
(page 32)

11
2-3 minutes
(page 68)

12
5 fois
dans chaque sens
(page 89)

Devant

La télévision

Certains affirment qu'ils n'ont pas le temps de pratiquer le stretching, alors qu'ils consacrent plusieurs heures chaque soir à regarder la télévision. Rien ne vous empêche de faire quelques étirements en suivant l'émission de votre choix ; votre temps de loisir en sera doublement fructueux.

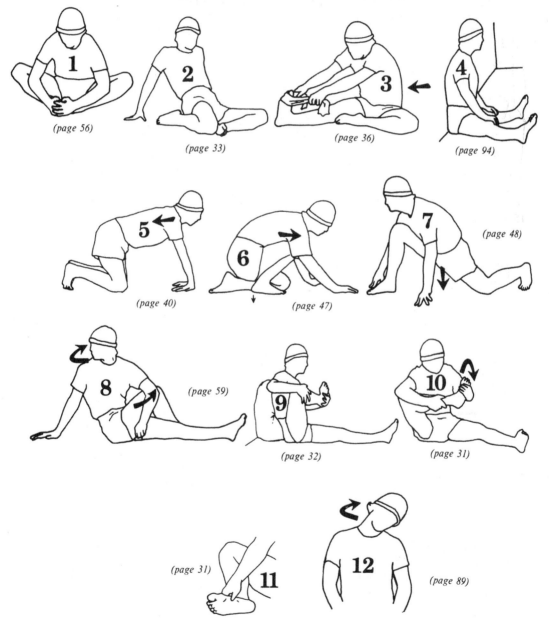

(page 56)

(page 33)

(page 36)

(page 94)

(page 40)

(page 47)

(page 48)

(page 59)

(page 32)

(page 31)

(page 31)

(page 89)

Étirements « à la carte »

Lire un journal, parler au téléphone, attendre l'autobus... autant de moments où vous pouvez réaliser quelques étirements simples qui vous détendront agréablement. Soyez inventif : il y a tant d'occasions que l'on considère habituellement comme des pertes de temps et que vous pourrez ainsi mettre à profit.

Enchaînements :
le stretching et le sport

Les enchaînements constituent une excellente préparation à l'effort sportif. Tous sollicitent à la fois des exercices intéressant l'ensemble du corps, et des étirements spécialement conçus pour un sport particulier.

Le mieux, pour commencer, est de suivre les enchaînements tels que nous les proposons. Si vous souhaitez ensuite créer les vôtres, faites-le sans hésiter, à condition, toutefois, de *respecter les principes de base du stretching* (voir pages 12-20). Avant de passer aux enchaînements, une bonne maîtrise des exercices séparés est indispensable. Pour de plus amples explications, reportez-vous aux pages dont les numéros figurent en dessous de chaque dessin.

A l'intention des professeurs et entraîneurs :
Ces enchaînements constituent une ligne directrice. Il vous est possible de modifier telle ou telle séquence en fonction d'un emploi du temps ou des besoins spécifiques.

Mise en forme
Environ 12 minutes

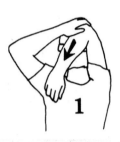

1

10 secondes
chaque bras
(page 41)

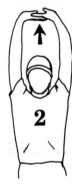

2

15 secondes
(page 43)

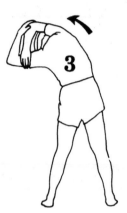

3

10 secondes
de chaque côté
(page 42)

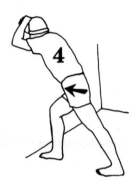

4

30 secondes
chaque jambe
(page 71)

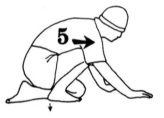

5

10 secondes
chaque jambe
(page 47)

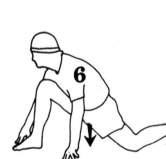

6

25 secondes
chaque jambe
(page 48)

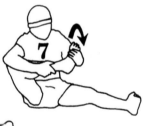

7

15 fois
dans chaque sens
(page 31)

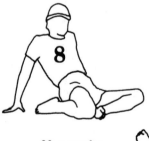

8

20 secondes
chaque jambe
(page 33)

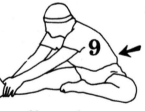

9

30 secondes
chaque jambe
(page 36)

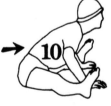

10

30 secondes
chaque jambe
(page 93)

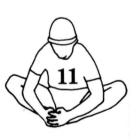

11

40 secondes
(page 56)

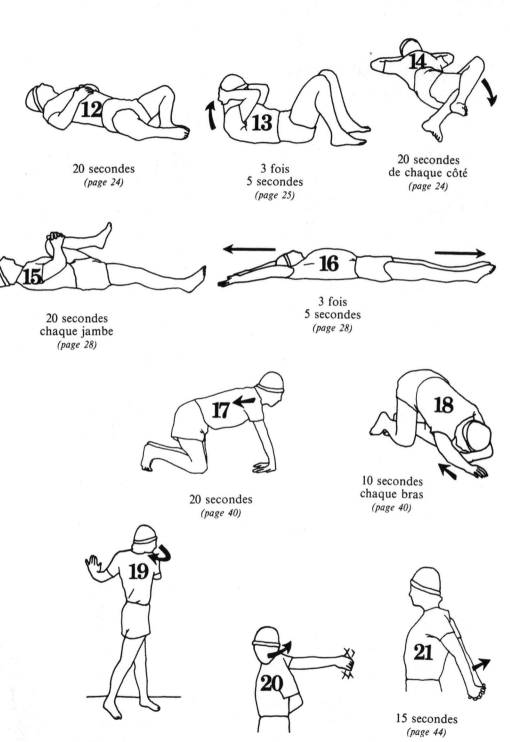

20 secondes
(page 24)

3 fois
5 secondes
(page 25)

20 secondes
de chaque côté
(page 24)

20 secondes
chaque jambe
(page 28)

3 fois
5 secondes
(page 28)

20 secondes
(page 40)

10 secondes
chaque bras
(page 40)

15 secondes
de chaque côté
(page 79)

10 secondes
chaque bras
(page 81)

15 secondes
(page 44)

Avant et après

Le basket-ball

Environ 12 minutes

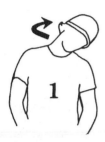

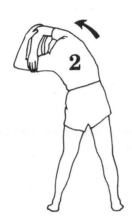

5 fois
dans chaque sens
(page 89)

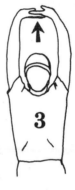

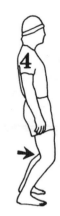

10 secondes
de chaque côté
(page 42)

20 secondes
(page 43)

30 secondes
(page 53)

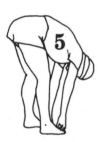

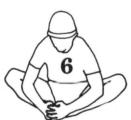

20 secondes
(page 52)

30 secondes
(page 56)

30 secondes
(page 24)

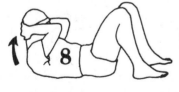

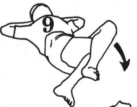

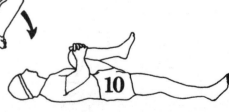

3 fois
5 secondes
(page 25)

25 secondes
de chaque côté
(page 24)

20 secondes
chaque jambe
(page 28)

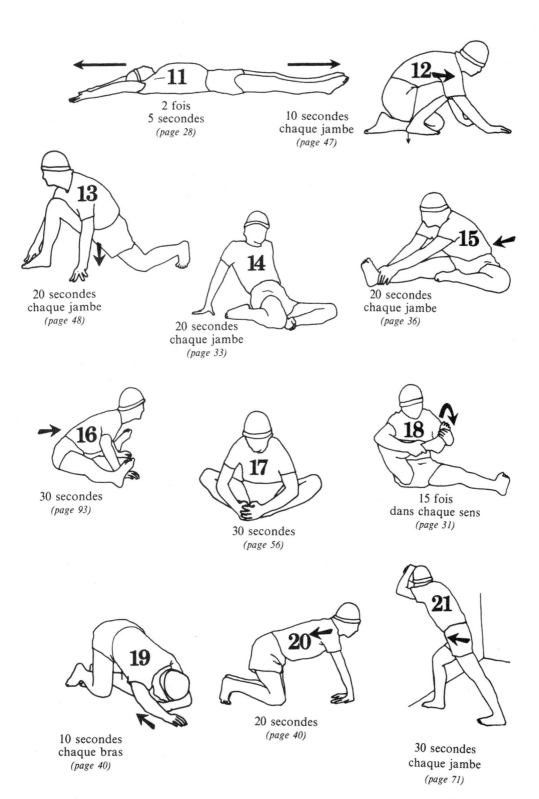

11
2 fois
5 secondes
(page 28)

12
10 secondes
chaque jambe
(page 47)

13
20 secondes
chaque jambe
(page 48)

14
20 secondes
chaque jambe
(page 33)

15
20 secondes
chaque jambe
(page 36)

16
30 secondes
(page 93)

17
30 secondes
(page 56)

18
15 fois
dans chaque sens
(page 31)

19
10 secondes
chaque bras
(page 40)

20
20 secondes
(page 40)

21
30 secondes
chaque jambe
(page 71)

Avant et après

Le cyclisme

Environ 10 minutes

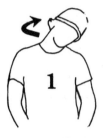

1

5 fois
dans chaque sens
(page 89)

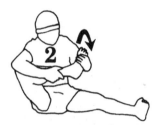

2

10 fois
dans chaque sens
(page 31)

3

30 secondes
(page 24)

4

3 fois
5 secondes
(page 25)

5

30 secondes
de chaque côté
(page 24)

6

30 secondes
(page 56)

7

15 secondes
de chaque côté
(page 59)

8

20 secondes
(page 33)

9

5 secondes
(page 35)

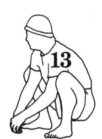

10

20 secondes
(page 33)

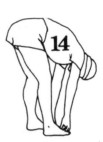

11

30 secondes
(page 36)

12

Répétez
8, 9, 10, 11
avec l'autre jambe

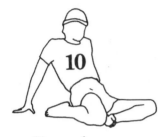

13

20 secondes
(page 65)

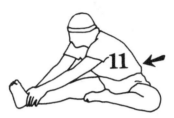

14

30 secondes
(page 52)

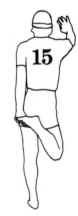

15

15 secondes
chaque jambe
(page 74)

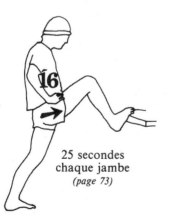

16

25 secondes
chaque jambe
(page 73)

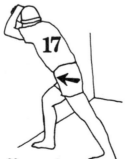

17

30 secondes
chaque jambe
(page 71)

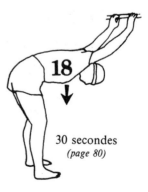

18

30 secondes
(page 80)

Avant et après

Le rugby

Environ 10 minutes

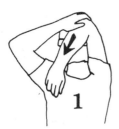

15 secondes
chaque bras
(page 41)

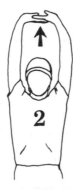

10 secondes
(page 43)

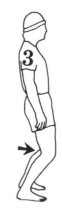

30 secondes
(page 53)

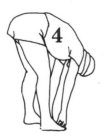

30 secondes
(page 52)

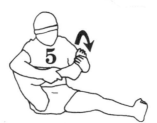

15 fois
dans chaque sens
(page 31)

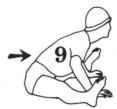

30 secondes
(page 56)

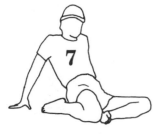

30 secondes
chaque jambe
(page 33)

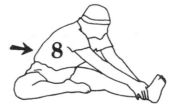

30 secondes
chaque jambe
(page 36)

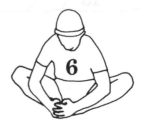

30 secondes
(page 93)

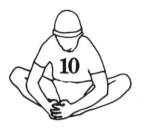

10

20 secondes
(page 56)

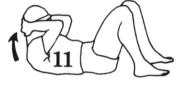

11

3 fois
5 secondes
(page 25)

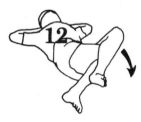

12

20 secondes
de chaque côté
(page 24)

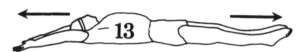

13

3 fois
5 secondes
(page 28)

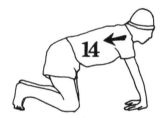

14

20 secondes
(page 40)

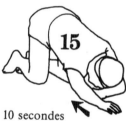

15

10 secondes
chaque bras
(page 40)

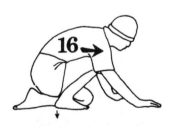

16

10 secondes
chaque jambe
(page 47)

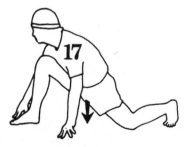

17

20 secondes
chaque jambe
(page 48)

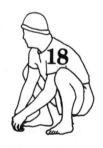

18

20 secondes
(page 65)

Avant et après

Le golf

Environ 6 minutes

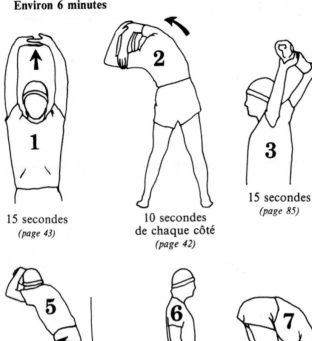

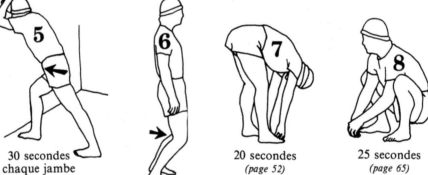

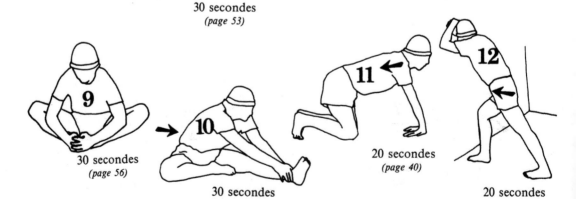

15 secondes
(page 43)

10 secondes
de chaque côté
(page 42)

15 secondes
(page 85)

15 secondes
de chaque côté
(page 79)

30 secondes
chaque jambe
(page 71)

30 secondes
(page 53)

20 secondes
(page 52)

25 secondes
(page 65)

30 secondes
(page 56)

30 secondes
chaque jambe
(page 36)

20 secondes
(page 40)

20 secondes
chaque jambe
(page 71)

Avant et après

La gymnastique/
Le patinage artistique/La danse

Environ 15 minutes

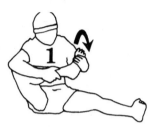

1

20 fois
dans chaque sens
(page 31)

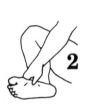

2

40 secondes
chaque pied
(page 31)

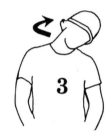

3

5 fois
dans chaque sens
(page 89)

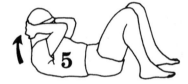

5

3 fois
8 secondes
(page 25)

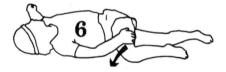

4

30 secondes
(page 24)

6

25 secondes
de chaque côté
(page 29)

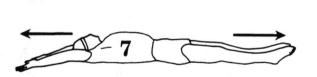

7

3 fois
8 secondes
(page 28)

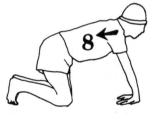

8

20 secondes
(page 40)

... / ...

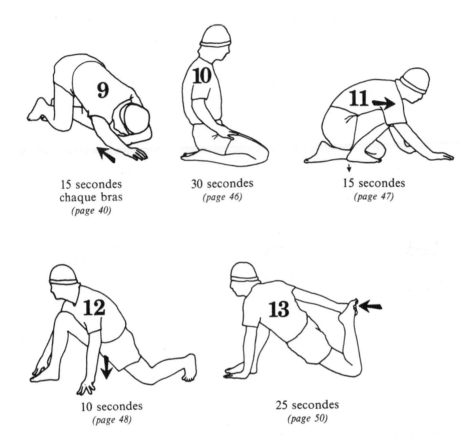

15 secondes
chaque bras
(page 40)

30 secondes
(page 46)

15 secondes
(page 47)

10 secondes
(page 48)

25 secondes
(page 50)

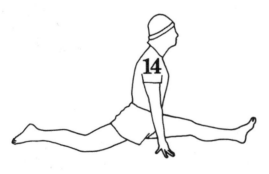

25 secondes
(page 97)

15
Répétez
11, 12, 13, 14
en changeant de côté

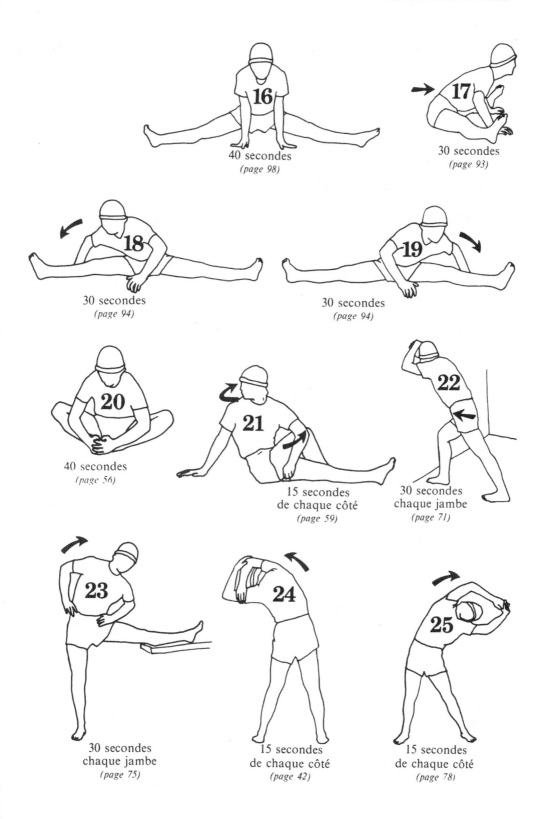

16
40 secondes
(page 98)

17
30 secondes
(page 93)

18
30 secondes
(page 94)

19
30 secondes
(page 94)

20
40 secondes
(page 56)

21
15 secondes
de chaque côté
(page 59)

22
30 secondes
chaque jambe
(page 71)

23
30 secondes
chaque jambe
(page 75)

24
15 secondes
de chaque côté
(page 42)

25
15 secondes
de chaque côté
(page 78)

La randonnée

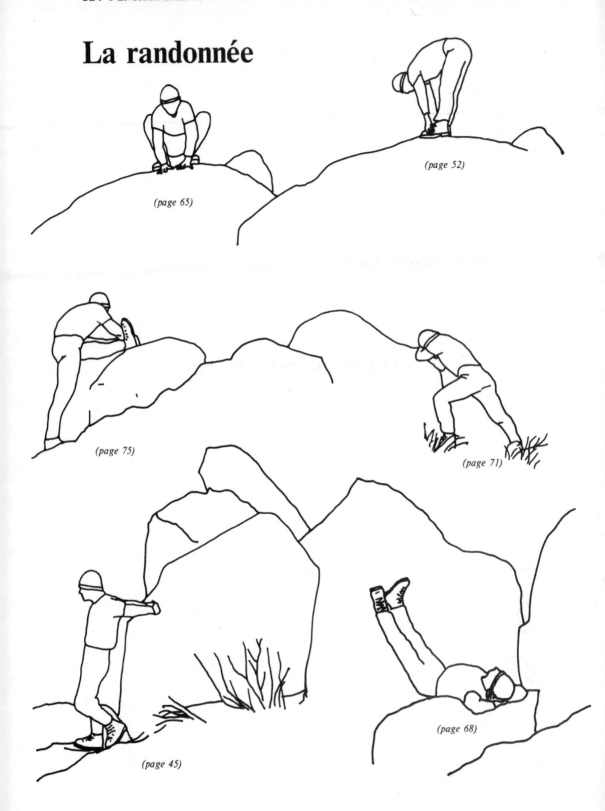

(page 65)

(page 52)

(page 75)

(page 71)

(page 45)

(page 68)

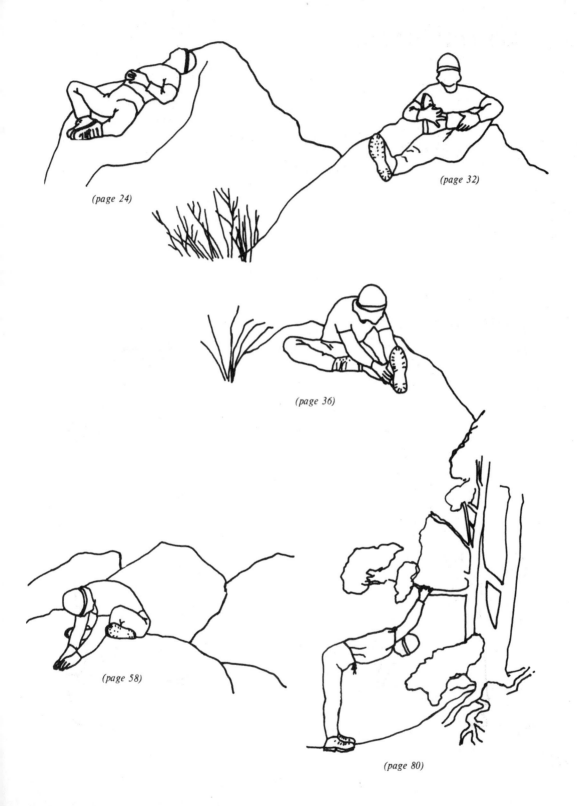

(page 24)

(page 32)

(page 36)

(page 58)

(page 80)

Avant et après

Le hockey sur glace

Environ 10 minutes

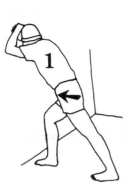

1

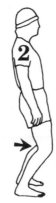

2

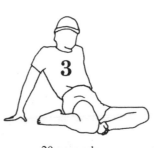

3

30 secondes
chaque jambe
(page 71)

30 secondes
(page 53)

20 secondes
(page 33)

5
Répétez
3 et 4
avec l'autre jambe

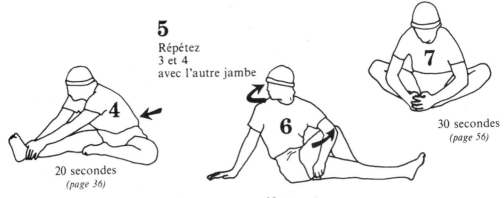

4

6

7

20 secondes
(page 36)

10 secondes
de chaque côté
(page 59)

30 secondes
(page 56)

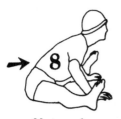

8

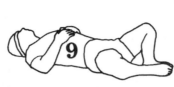

9

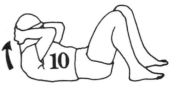

10

30 secondes
(page 93)

20 secondes
(page 24)

3 fois
5 secondes
(page 25)

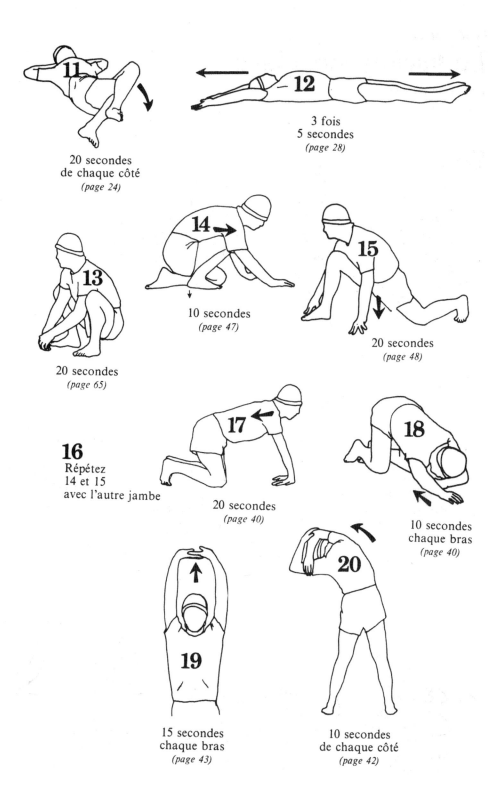

11

20 secondes
de chaque côté
(page 24)

12

3 fois
5 secondes
(page 28)

13

20 secondes
(page 65)

14

10 secondes
(page 47)

15

20 secondes
(page 48)

16
Répétez
14 et 15
avec l'autre jambe

17

20 secondes
(page 40)

18

10 secondes
chaque bras
(page 40)

19

15 secondes
chaque bras
(page 43)

20

10 secondes
de chaque côté
(page 42)

Avant et après

Les arts martiaux

Environ 17 minutes

Note : ces étirements n'ont pas pour objet de remplacer les enchaînements habituels, mais on peut les utiliser pour développer la souplesse en général.

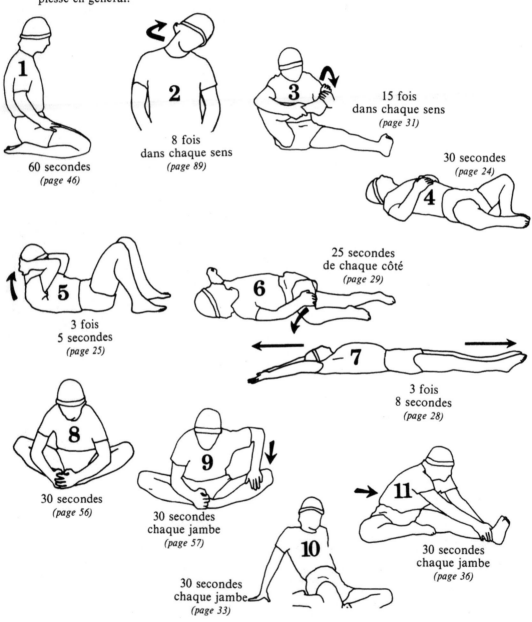

1
60 secondes
(page 46)

2
8 fois
dans chaque sens
(page 89)

3
15 fois
dans chaque sens
(page 31)

4
30 secondes
(page 24)

5
3 fois
5 secondes
(page 25)

6
25 secondes
de chaque côté
(page 29)

7
3 fois
8 secondes
(page 28)

8
30 secondes
(page 56)

9
30 secondes
chaque jambe
(page 57)

10
30 secondes
chaque jambe
(page 33)

11
30 secondes
chaque jambe
(page 36)

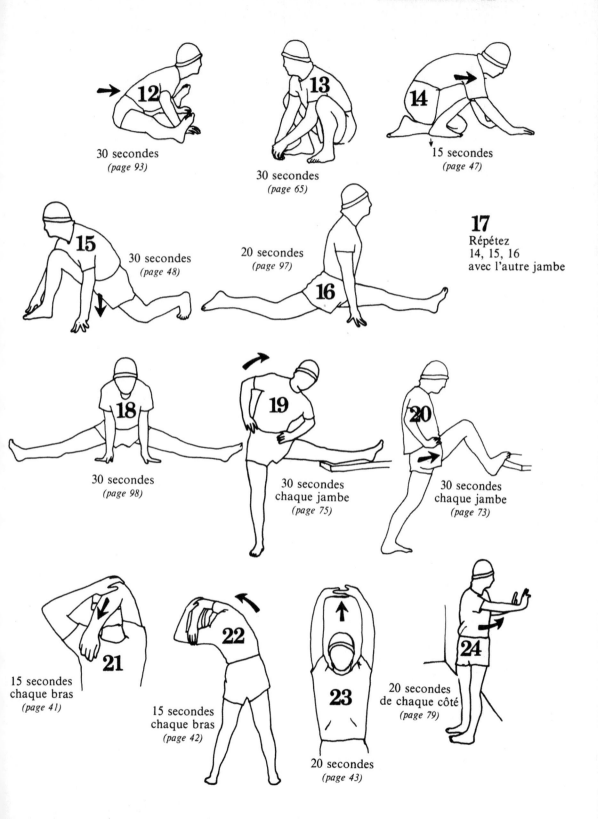

12
30 secondes
(page 93)

13
30 secondes
(page 65)

14
15 secondes
(page 47)

15
30 secondes
(page 48)

16
20 secondes
(page 97)

17
Répétez
14, 15, 16
avec l'autre jambe

18
30 secondes
(page 98)

19
30 secondes
chaque jambe
(page 75)

20
30 secondes
chaque jambe
(page 73)

21
15 secondes
chaque bras
(page 41)

22
15 secondes
chaque bras
(page 42)

23
20 secondes
(page 43)

24
20 secondes
de chaque côté
(page 79)

Avant et après

Le handball/Le squash/Le ping-pong

Environ 10 minutes

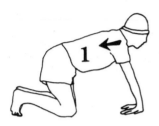

1

20 secondes
(page 40)

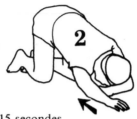

2

15 secondes
chaque bras
(page 40)

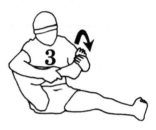

3

15 fois
dans chaque sens
(page 31)

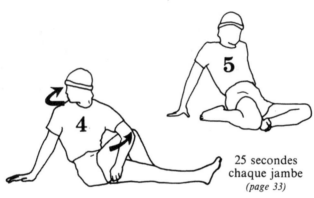

4

5

10 secondes
de chaque côté
(page 59)

25 secondes
chaque jambe
(page 33)

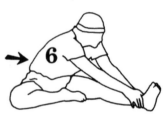

6

10 secondes
chaque jambe
(page 36)

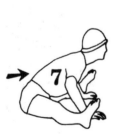

7

20 secondes
(page 93)

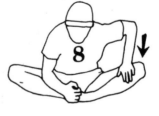

8

20 secondes
chaque jambe
(page 57)

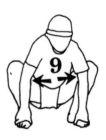

9

15 secondes
(page 66)

25 secondes
(page 65)

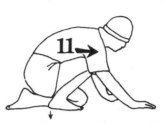

10 secondes
chaque jambe
(page 47)

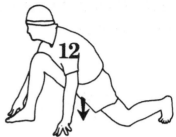

20 secondes
chaque jambe
(page 48)

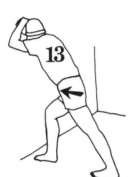

30 secondes
chaque jambe
(page 71)

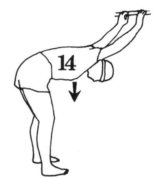

15 secondes
(page 80)

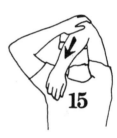

15 secondes
chaque bras
(page 41)

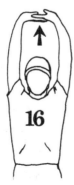

20 secondes
(page 43)

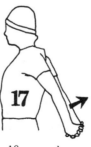

10 secondes
(page 44)

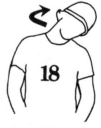

5 fois
dans chaque sens
(page 89)

Avant

La course à pied

Environ 9 minutes

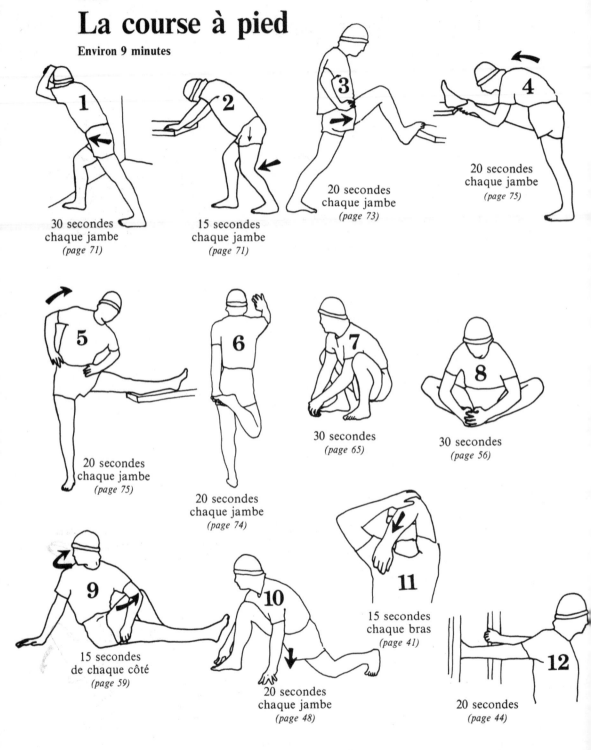

30 secondes
chaque jambe
(page 71)

15 secondes
chaque jambe
(page 71)

20 secondes
chaque jambe
(page 73)

20 secondes
chaque jambe
(page 75)

20 secondes
chaque jambe
(page 75)

20 secondes
chaque jambe
(page 74)

30 secondes
(page 65)

30 secondes
(page 56)

15 secondes
de chaque côté
(page 59)

20 secondes
chaque jambe
(page 48)

15 secondes
chaque bras
(page 41)

20 secondes
(page 44)

Après

La course à pied

Environ 9 minutes

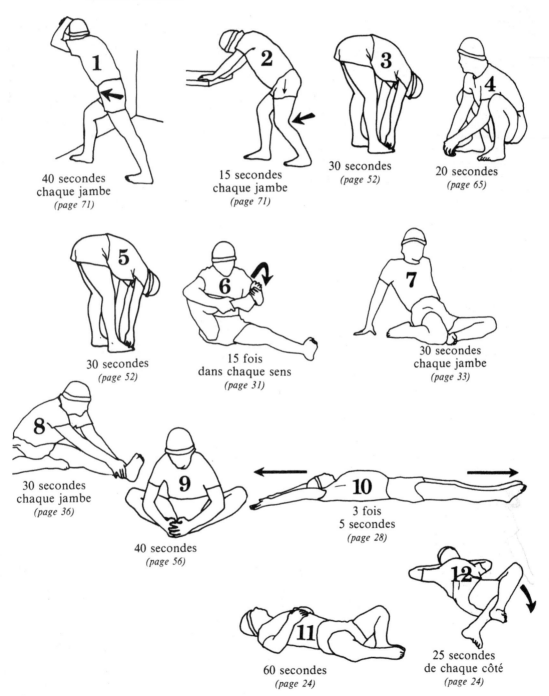

40 secondes
chaque jambe
(page 71)

15 secondes
chaque jambe
(page 71)

30 secondes
(page 52)

20 secondes
(page 65)

30 secondes
(page 52)

15 fois
dans chaque sens
(page 31)

30 secondes
chaque jambe
(page 33)

30 secondes
chaque jambe
(page 36)

40 secondes
(page 56)

3 fois
5 secondes
(page 28)

60 secondes
(page 24)

25 secondes
de chaque côté
(page 24)

Avant et après

Le ski de fond

Environ 12 minutes

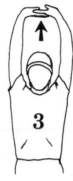

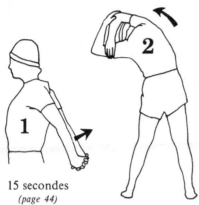

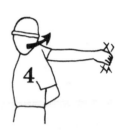

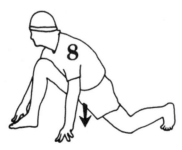

15 secondes
(page 44)

15 secondes
de chaque côté
(page 42)

20 secondes
(page 43)

15 secondes
chaque bras
(page 81)

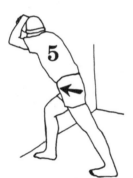

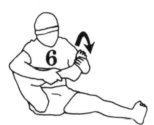

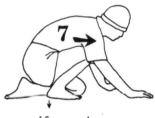

30 secondes
chaque jambe
(page 71)

15 fois
dans chaque sens
(page 31)

15 secondes
(page 47)

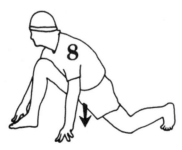

9

Répétez
7 et 8
avec l'autre jambe

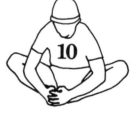

30 secondes
(page 48)

30 secondes
(page 56)

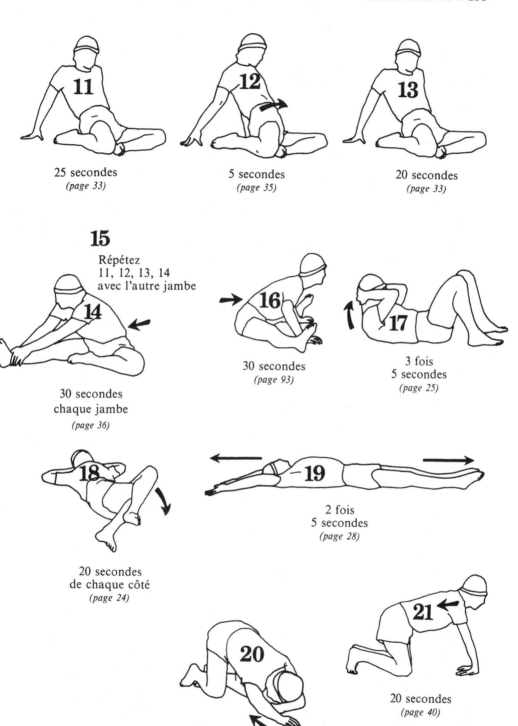

11

25 secondes
(page 33)

12

5 secondes
(page 35)

13

20 secondes
(page 33)

15

Répétez
11, 12, 13, 14
avec l'autre jambe

14

30 secondes
chaque jambe
(page 36)

16

30 secondes
(page 93)

17

3 fois
5 secondes
(page 25)

18

20 secondes
de chaque côté
(page 24)

19

2 fois
5 secondes
(page 28)

20

10 secondes
chaque bras
(page 40)

21

20 secondes
(page 40)

Avant et après

Le ski alpin

Environ 10 minutes

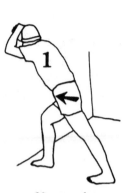

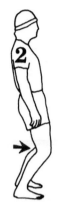

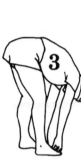

20 secondes
chaque jambe
(page 71)

30 secondes
(page 53)

30 secondes
(page 52)

10 fois
dans chaque sens
(page 31)

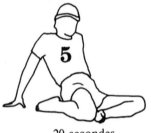

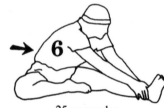

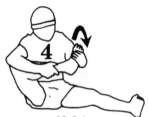

20 secondes
chaque jambe
(page 33)

25 secondes
chaque jambe
(page 36)

30 secondes
(page 93)

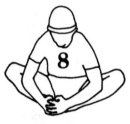

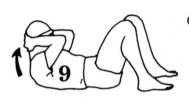

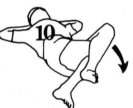

30 secondes
(page 56)

3 fois
5 secondes
(page 25)

25 secondes
de chaque côté
(page 24)

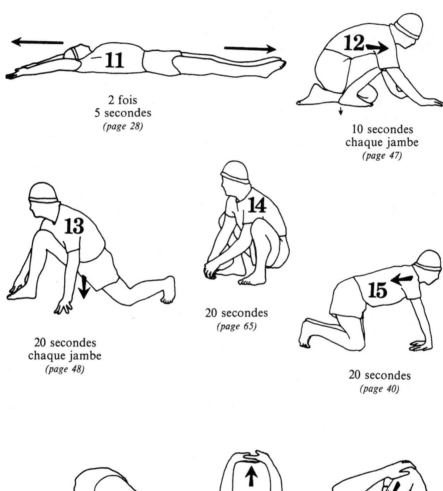

11
2 fois
5 secondes
(page 28)

12
10 secondes
chaque jambe
(page 47)

13
20 secondes
chaque jambe
(page 48)

14
20 secondes
(page 65)

15
20 secondes
(page 40)

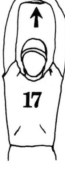

16
10 secondes
chaque bras
(page 40)

17
15 secondes
(page 43)

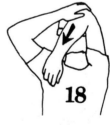

18
10 secondes
chaque bras
(page 41)

Avant et après

Le football

Environ 10 minutes

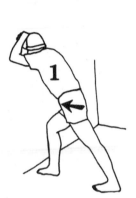

**20 secondes
chaque jambe**
(page 71)

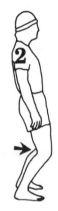

30 secondes
(page 53)

20 secondes
(page 52)

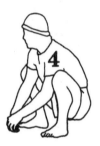

20 secondes
(page 65)

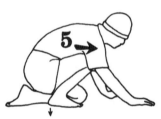

**10 secondes
chaque jambe**
(page 47)

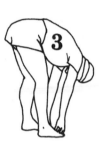

**20 secondes
chaque jambe**
(page 48)

**10 fois
dans chaque sens**
(page 31)

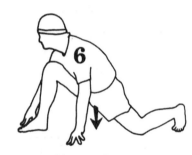

30 secondes
(page 56)

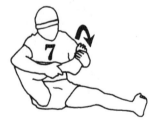

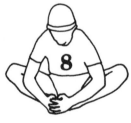

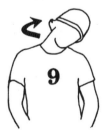

**5 fois
dans chaque sens**
(page 89)

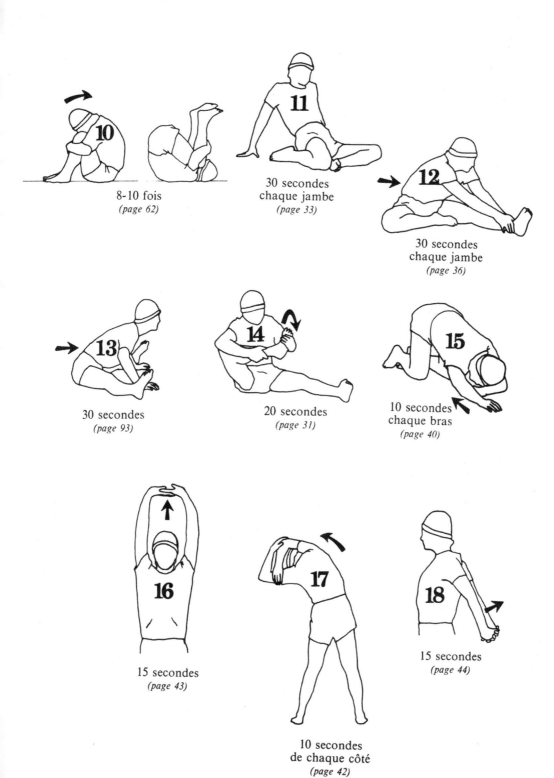

10

8-10 fois
(page 62)

11

30 secondes
chaque jambe
(page 33)

12

30 secondes
chaque jambe
(page 36)

13

30 secondes
(page 93)

14

20 secondes
(page 31)

15

10 secondes
chaque bras
(page 40)

16

15 secondes
(page 43)

17

10 secondes
de chaque côté
(page 42)

18

15 secondes
(page 44)

Avant et après

La planche à voile

Environ 10 minutes

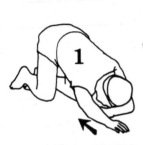

15 secondes
chaque bras
(page 40)

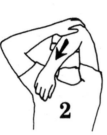

10 secondes
chaque bras
(page 41)

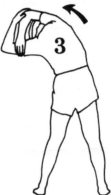

10 secondes
de chaque côté
(page 42)

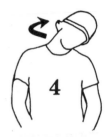

5 fois
dans chaque sens
(page 89)

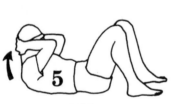

3 fois
5 secondes
(page 25)

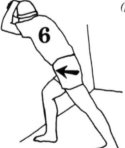

30 secondes
chaque jambe
(page 71)

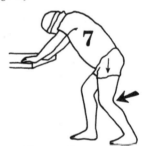

10 secondes
chaque jambe
(page 71)

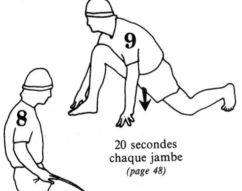

20 secondes
chaque jambe
(page 48)

30 secondes
(page 46)

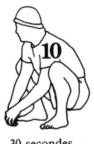

30 secondes
(page 65)

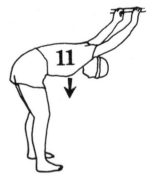

20 secondes
(page 80)

Avant et après

La natation

Environ 10 minutes

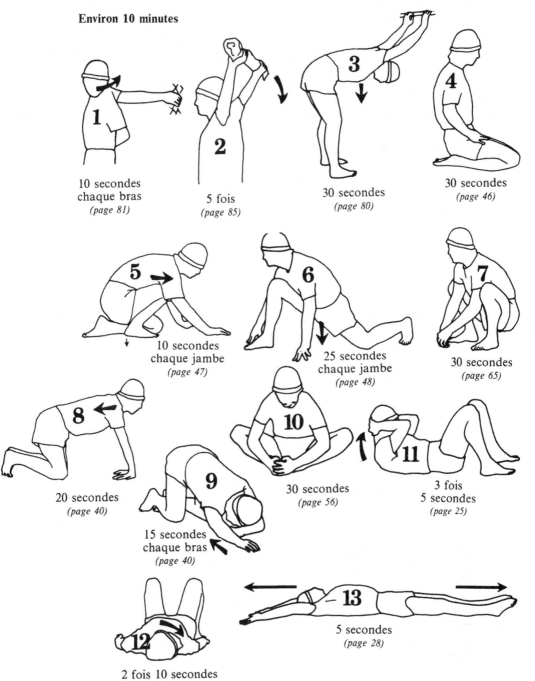

1 10 secondes
chaque bras
(page 81)

2 5 fois
(page 85)

3 30 secondes
(page 80)

4 30 secondes
(page 46)

5 10 secondes
chaque jambe
(page 47)

6 25 secondes
chaque jambe
(page 48)

7 30 secondes
(page 65)

8 20 secondes
(page 40)

9 15 secondes
chaque bras
(page 40)

10 30 secondes
(page 56)

11 3 fois
5 secondes
(page 25)

12 2 fois 10 secondes
de chaque côté
(page 26)

13 5 secondes
(page 28)

Avant et après

Le tennis

Environ 12 minutes

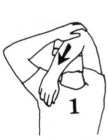

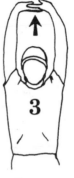

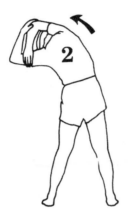

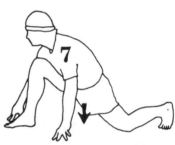

10 secondes
chaque bras
(page 41)

10 secondes
de chaque côté
(page 42)

10 secondes
(page 43)

15 secondes
de chaque côté
(page 81)

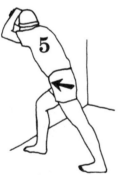

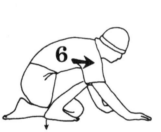

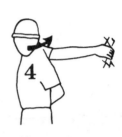

25 secondes
chaque jambe
(page 71)

10 secondes
chaque jambe
(page 47)

20 secondes
chaque jambe
(page 48)

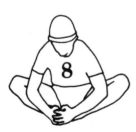

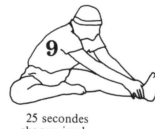

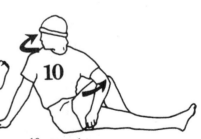

30 secondes
(page 56)

25 secondes
chaque jambe
(page 36)

10 secondes
de chaque côté
(page 59)

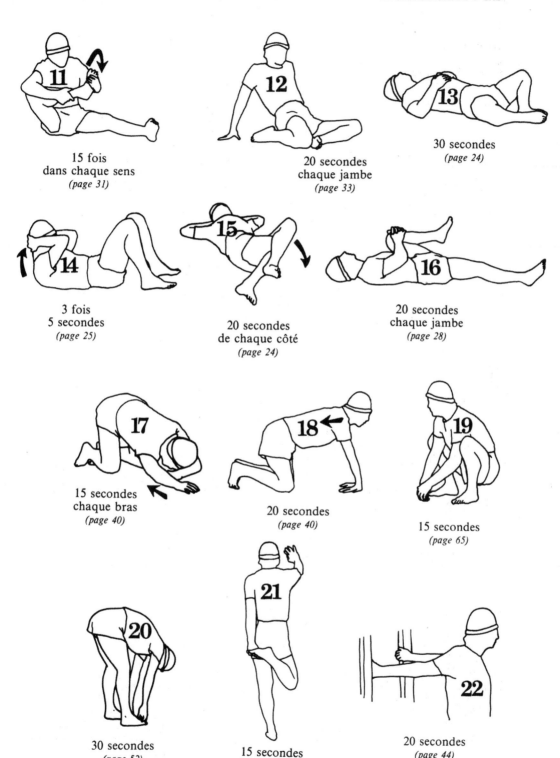

11

15 fois
dans chaque sens
(page 31)

12

20 secondes
chaque jambe
(page 33)

13

30 secondes
(page 24)

14

3 fois
5 secondes
(page 25)

15

20 secondes
de chaque côté
(page 24)

16

20 secondes
chaque jambe
(page 28)

17

15 secondes
chaque bras
(page 40)

18

20 secondes
(page 40)

19

15 secondes
(page 65)

20

30 secondes
(page 52)

21

15 secondes
chaque jambe
(page 74)

22

20 secondes
(page 44)

Avant et après

Le volley-ball

Environ 14 minutes

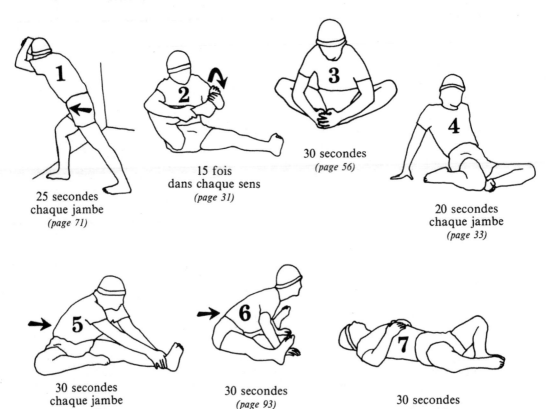

1

25 secondes
chaque jambe
(page 71)

2

15 fois
dans chaque sens
(page 31)

3

30 secondes
(page 56)

4

20 secondes
chaque jambe
(page 33)

5

30 secondes
chaque jambe
(page 36)

6

30 secondes
(page 93)

7

30 secondes
(page 24)

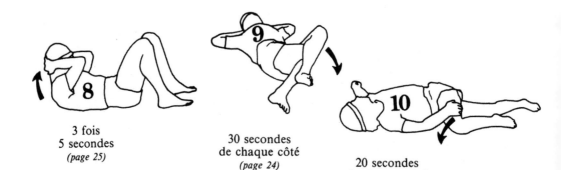

8

3 fois
5 secondes
(page 25)

9

30 secondes
de chaque côté
(page 24)

10

20 secondes
de chaque côté
(page 29)

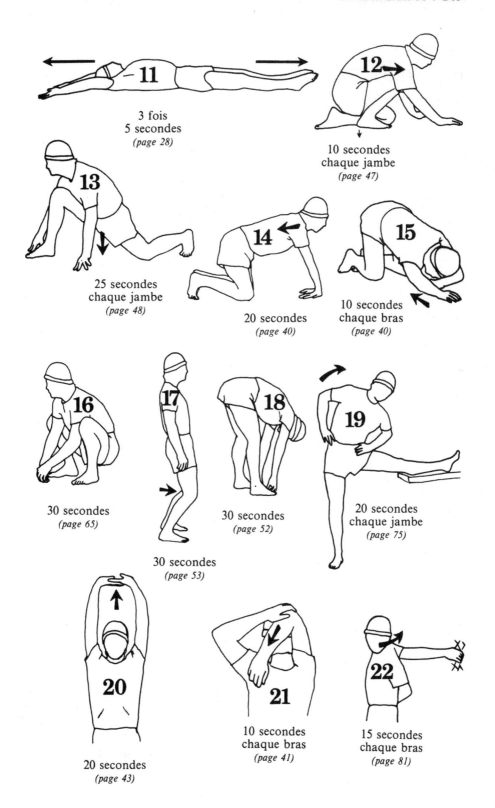

11
3 fois
5 secondes
(page 28)

12
10 secondes
chaque jambe
(page 47)

13
25 secondes
chaque jambe
(page 48)

14
20 secondes
(page 40)

15
10 secondes
chaque bras
(page 40)

16
30 secondes
(page 65)

17
30 secondes
(page 53)

18
30 secondes
(page 52)

19
20 secondes
chaque jambe
(page 75)

20
20 secondes
(page 43)

21
10 secondes
chaque bras
(page 41)

22
15 secondes
chaque bras
(page 81)

Avant et après

L'haltérophilie

Environ 10 minutes

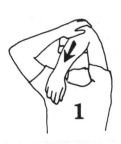
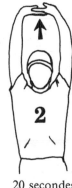
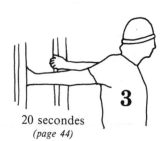

1

15 secondes
chaque bras
(page 41)

2

20 secondes
(page 43)

3

20 secondes
(page 44)

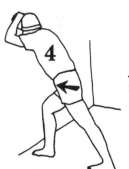
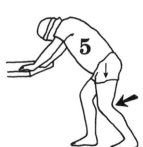
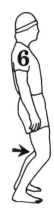
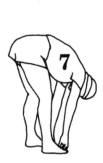

4

25 secondes
chaque jambe
(page 71)

5

15 secondes
chaque jambe
(page 71)

6

30 secondes
(page 53)

7

30 secondes
(page 52)

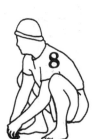
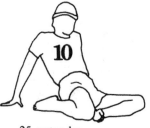
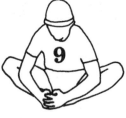

8

20 secondes
(page 65)

9

30 secondes
(page 56)

10

25 secondes
chaque jambe
(page 33)

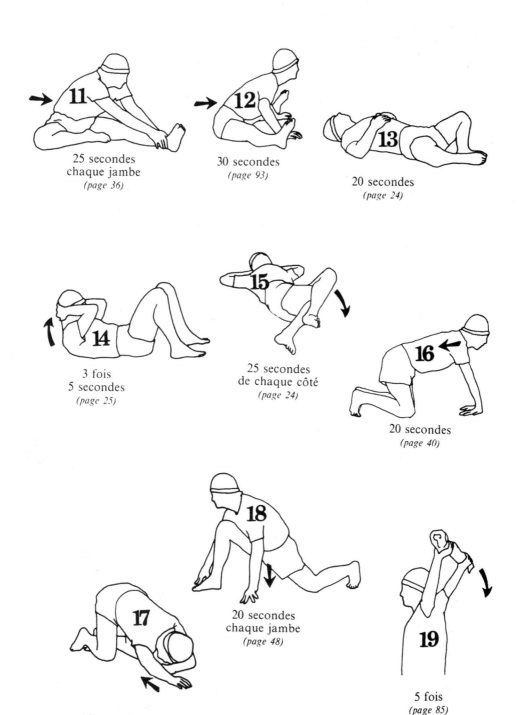

11
25 secondes
chaque jambe
(page 36)

12
30 secondes
(page 93)

13
20 secondes
(page 24)

14
3 fois
5 secondes
(page 25)

15
25 secondes
de chaque côté
(page 24)

16
20 secondes
(page 40)

17
15 secondes
chaque bras
(page 40)

18
20 secondes
chaque jambe
(page 48)

19
5 fois
(page 85)

Avant et après

La lutte

Environ 12 minutes

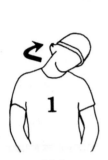
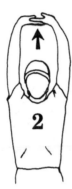
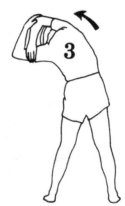
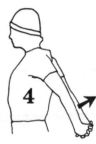

5 fois
dans chaque sens
(page 89)

20 secondes
(page 43)

10 secondes
de chaque côté
(page 42)

15 secondes
(page 44)

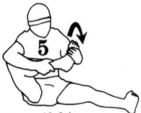
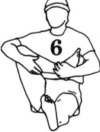
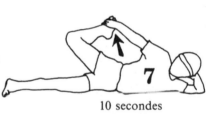

10 fois
dans chaque sens
(page 31)

25 secondes
(page 32)

10 secondes
(page 33)

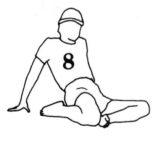
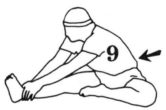

30 secondes
(page 33)

30 secondes
(page 36)

10
Répétez
5, 6 , 7, 8, 9,
avec l'autre jambe

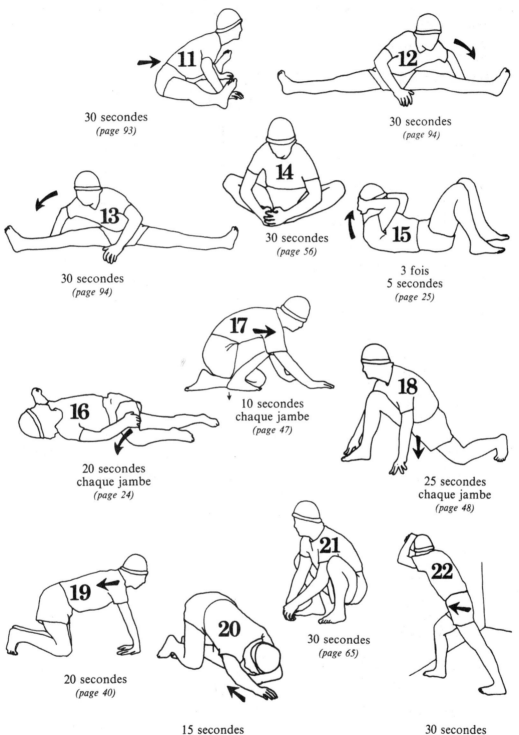

11
30 secondes
(page 93)

12
30 secondes
(page 94)

13
30 secondes
(page 94)

14
30 secondes
(page 56)

15
3 fois
5 secondes
(page 25)

17
10 secondes
chaque jambe
(page 47)

16
20 secondes
chaque jambe
(page 24)

18
25 secondes
chaque jambe
(page 48)

19
20 secondes
(page 40)

20
15 secondes
chaque bras
(page 40)

21
30 secondes
(page 65)

22
30 secondes
chaque jambe
(page 71)

A l'usage des professeurs et entraîneurs

L'entraînement des jeunes athlètes est à base de discipline et de rigueur. On leur demande d'exercer leur force, de développer leur puissance au maximum, de dépasser constamment leurs propres limites. Entraîneur ou professeur, vous vous intéressez bien entendu aux performances d'une équipe. Mais votre principal objectif reste éducatif.

La meilleure façon d'enseigner le stretching est d'en donner l'exemple. Si vous pratiquez vous-même les exercices et les trouvez agréables et efficaces, vous n'aurez aucune peine à communiquer votre enthousiasme à vos jeunes élèves.

Le stretching a surtout été valorisé, ces dernières années, comme technique de prévention des blessures musculaires. Même alors, hélas ! on a trop insisté sur la conquête du maximum de souplesse. Expliquez aux jeunes dont vous êtes chargé que *le stretching est totalement individuel,* qu'il ne s'agit pas d'une compétition. Pourquoi comparer les résultats des élèves, puisqu'ils sont tous différents ? On devra mettre l'accent, non sur le point-limite de chacun mais sur la sensation qu'engendre l'étirement. Évitez, au début tout au moins, de demander « de la souplesse, encore de la souplesse » car vous n'obtiendriez que du « forcing », c'est-à-dire une attitude négative et de sérieux risques de blessures. Si quelqu'un vous paraît raide et tendu, n'attirez pas l'attention des autres sur son cas. Attendez de lui parler à l'écart du groupe et montrez-lui les exercices qui lui conviennent tout particulièrement.

Développez l'idée que le stretching doit être pratiqué avec soin, régularité, et bon sens. Nulle limite ou norme à fixer. Ne surmenez pas vos élèves en les poussant à en faire trop. Ils découvriront eux-mêmes très vite ce qu'ils aiment faire et les progrès viendront naturellement.

Chaque individu est un être à part, comparable à nul autre, et doué d'un potentiel qui lui est propre. Comment faire comprendre cela de façon concrète à de jeunes sportifs ? En leur disant, tout simplement, qu'ils doivent faire de leur mieux, rien de plus.

S'il est un cadeau précieux à offrir à vos élèves, c'est de préparer leur avenir. L'habitude d'un exercice régulier, du stretching quotidien, d'une alimentation saine, leur servira la vie durant. Les convaincre de l'importance d'être en bonne forme physique, indépendamment de la force et des dons de l'athlète, doit être un objectif essentiel de votre enseignement.

Le développement musculaire - Exercices

Acquérir de la force, et surtout la conserver, cela peut se réaliser sans soulever des tonnes d'haltères ! Les exercices présentés dans les pages qui suivent ne font pas appel à l'exploit olympique, mais à la réputation et à la régularité.

Certains d'entre eux mettent en jeu le poids total du corps. Ce n'est pas facile, aussi montrez-vous patient. Augmentez progressivement le nombre de séries que vous exécuterez et répétez-les au fur et à mesure des progrès réalisés. La forme ne vient pas en un seul jour. Soyez donc régulier, lancez-vous progressivement. C'est le seul moyen de vous perfectionner et d'y prendre goût. Une pratique suivie de ces exercices vous donnera durablement les bases d'une bonne condition physique.

Plusieurs exercices, vous le verrez, touchent plus particulièrement la poitrine, les bras, les muscles abdominaux. Une autre séquence (chevilles et jambes) offre un bon entraînement pour la course et le saut et limite les risques de blessures aux chevilles. Enfin, l'exercice à faire dans un escalier apporte un complément excellent pour la jambe entière et le genou.

Si vous pratiquez déjà des activités physiques, ces exercices vous seront utiles. Si vous commencez tout juste à vous entraîner ou êtes resté longtemps inactif, ils sont pratiquement indispensables. Les muscles qui ne servent plus s'atrophient. Ces séquences, combinées avec un stretching régulier, leur rendront force et tonus.

Je suggérerai aux débutants de travailler d'abord les jambes et les chevilles, car elles sont une assise pour le corps entier. Les tractions vous aideront à élargir la poitrine et renforcer les bras. Quant aux abdominaux, dont l'importance est capitale, ce sont souvent les muscles les moins développés. Consacrez-leur des exercices quotidiens. Pour vos doigts, mains, poignets et avant-bras, pressez une balle de tennis dans chaque paume.

Ces exercices ont pour but, dans leur ensemble, de renforcer les articulations qui vous permettent d'acquérir liberté et facilité de mouvement. En vous appliquant à les suivre, vous compléterez harmonieusement votre activité physique ou votre sport favori.

EXERCICES POUR LES MUSCLES ABDOMINAUX

Les muscles qui forment la ceinture abdominale remplissent de nombreuses fonctions. Ils interviennent dans la respiration, l'élimination des déchets, l'accomplissement d'un grand nombre de mouvements, le maintien du corps en position debout ou assise. Nous les utilisons pratiquement en permanence, et pourtant nous les négligeons le plus souvent. Peu d'entre nous savent combien il est agréable d'avoir une ceinture abdominale bien développée.

Se mettre sur son séant sans l'aide des bras est généralement considéré comme le meilleur exercice pour renforcer les abdominaux. C'est une croyance erronée. Difficile à contrôler, ce mouvement est souvent pénible — et redouté avec raison par de nombreuses personnes.

Se redresser en gardant les jambes allongées peut être dangereux pour le bas du dos. La contraction des muscles abdominaux ne permet qu'une élévation limitée du corps (approximativement 30°). Pour aller au-delà, il faut solliciter les muscles fléchisseurs des hanches et imposer au bas du dos un effort inhabituel, qui peut lui être préjudiciable.

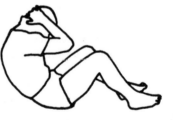

Cet effort est considérablement réduit lorsque vous fléchissez les jambes. Dans cette position, l'exercice peut être bénéfique à condition que vous songiez *d'abord* à faire travailler vos muscles abdominaux. Mais soyez prudent. Si vous êtes fatigué, pour l'avoir fait plusieurs fois d'affilée, vous aurez tendance à accélérer le mouvement, donc à forcer les muscles de votre dos.

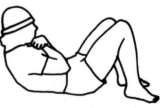

Le meilleur exercice pour renforcer les abdominaux sans fatiguer les muscles dorsaux est celui de la *boucle abdominale,* qui permet de redresser le haut du corps pour former un angle de 30° avec le sol tout en évitant de plier le bas du dos.

Voici trois exercices et une variante visant à développer les muscles abdominaux supérieurs, inférieurs et latéraux. Si vous avez l'impression que votre ceinture se contracte trop quand vous les effectuez, placez-vous sur le dos, bras et jambes joints et étendus, doigts et orteils pointés vers l'avant et l'arrière, et étirez-vous pendant 5 à 8 secondes en vous relaxant.

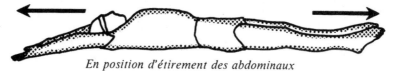

En position d'étirement des abdominaux

La boucle abdominale

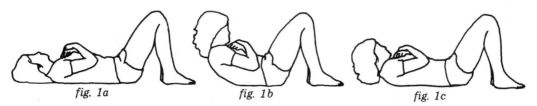

fig. 1a — fig. 1b — fig. 1c

Allongez-vous sur le dos, les genoux pliés et joints, les pieds bien à plat sur le sol, les mains croisées sur la poitrine (fig. 1a). Pliez-vous lentement, jusqu'à ce que vos omoplates forment un angle d'environ 30° avec le sol (fig. 1b), puis revenez à votre position de départ (fig. c), mais sans reposer la nuque sur le sol. Essayez de concentrer votre effort sur les muscles abdominaux *supérieurs* (plexus solaire). Afin de ne pas fatiguer inutilement les muscles du cou, collez le menton contre la poitrine lorsque vous vous pliez et maintenez-le ainsi lorsque vos épaules touchent à nouveau le sol (fig. 1c).

Répétez cet exercice de 5 à 10 fois, à la vitesse qui vous convient, en essayant d'acquérir un rythme régulier.

La boucle coudes-genoux

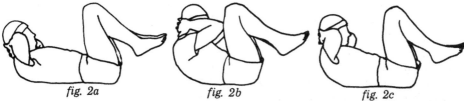

fig. 2a — fig. 2b — fig. 2c

Partez d'une position légèrement différente, les doigts croisés derrière la tête à la hauteur des oreilles, les pieds ne touchant pas le sol (fig. 2a). Pliez la partie supérieure de votre corps en faisant travailler vos muscles abdominaux, rapprochez les coudes et touchez vos cuisses, 3 à 6 cm au-dessous des genoux (fig. 2b). Dépliez-vous (fig. 2c), puis rapprochez de nouveau les coudes des genoux (fig. 2b). Pendant tout le mouvement, le bas du dos doit demeurer collé au sol.

Cet exercice fait travailler simultanément les abdominaux supérieurs et inférieurs. Effectuez-le une dizaine de fois, en fournissant un effort régulier, sans accélérer ni ralentir votre rythme.

La boucle coude-genou opposés

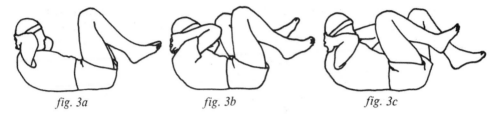

fig. 3a   *fig. 3b*   *fig. 3c*

Partez de la même position que précédemment. Décollez les épaules de la natte (fig. 3a), touchez alternativement la cuisse gauche avec le coude droit (fig. 3b), puis la cuisse droite avec le coude gauche (fig. 3c), et revenez à votre position de départ (fig. 3a). Gardez le haut du corps constamment fléchi. Avancez et reculez alternativement vos genoux, comme si vous pédaliez, mais avec des mouvements moins amples. Pour que les coudes et les genoux se touchent, le haut du dos doit tourner vers la droite ou la gauche, mais les genoux ne doivent pas croiser la ligne médiane du corps. Les chevilles doivent demeurer souples. Effectuez cet exercice en le rythmant, une dizaine de fois (deux flexions opposées comptant pour une fois).

Commencez par développer les abdominaux supérieurs en travaillant la boucle abdominale, puis abordez prudemment les deux exercices suivants et la variante proposée ci-dessous. Le deuxième et le troisième exercice exigent plus de force et une meilleure coordination que le premier. Pratiquez-les au début pendant 3 à 5 minutes d'affilée, en les alternant. Posséder une ceinture abdominale bien développée est un facteur d'équilibre et de santé.

Variante

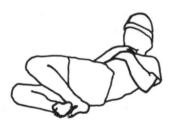

Couchez les genoux sur le côté droit. Les mains croisées sur la poitrine, redressez le haut du corps en utilisant les abdominaux latéraux. Posez le menton sur l'épaule gauche. Ne reposez pas la tête sur le sol. Ne surestimez pas vos forces : cet exercice est plus difficile qu'il n'y paraît à première vue. Essayez de l'effectuer de 5 à 10 fois de chaque côté.

EXERCICES POUR LES BRAS ET LA POITRINE

Les tractions (« pompes » dans le langage populaire) sont un excellent exercice pour les muscles du haut du corps. Suivant les positions de départ, elles peuvent faire travailler les bras ou les muscles de la poitrine (pectoraux).

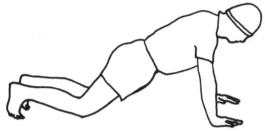

Mettez-vous sur les pieds et les mains, les bras tendus, les mains parallèles au corps, légèrement à l'extérieur des épaules.

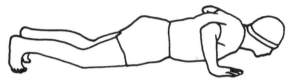

Laissez-vous descendre en pliant les bras, jusqu'à ce que la poitrine frôle le sol, puis revenez à votre position de départ en tendant les bras.

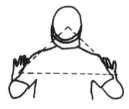

En position basse, vos mains et votre menton ne doivent pas être alignés, mais former un triangle (afin de vous permettre de garder le corps droit, sans projeter vos fesses vers le haut).

Pour développer les muscles de l'arrière de vos bras (triceps), placez les mains à hauteur d'épaules, les coudes près du corps. Veillez à ne pas les écarter plus que les mains en vous baissant ou en vous relevant. Tout l'effort doit être accompli par vos triceps.

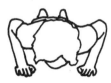
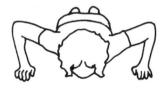

Pour développer les triceps   *Pour développer les pectoraux*

Variante : exécutez le même exercice sur la pointe des doigts.

Après les tractions, vous pouvez pratiquer les exercices d'étirement suivants :

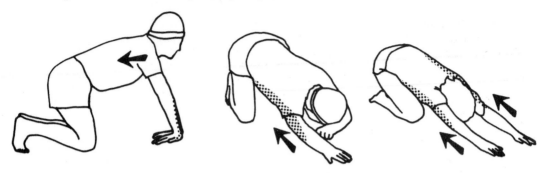

Les tractions sont excellentes, aussi bien pour les hommes que pour les femmes. Effectuées correctement, en nombre suffisant, elles entretiennent les muscles des bras et de la poitrine. Chez les femmes, elles aident à maintenir le buste et à éviter l'affaissement des muscles.

Un exemple d'enchaînement de tractions pour un débutant : faites 15 tractions, étirez-vous pendant 15 secondes (premier ou deuxième étirement), refaites 10 tractions, étirez-vous pendant 15 secondes (premier ou deuxième étirement), terminez enfin avec 5 tractions et étirez vos épaules, vos bras et votre poitrine (troisième étirement).

Pour un exercice plus avancé : commencez par 35 tractions, puis réduisez progressivement (5 tractions de moins chaque fois) en vous étirant entre chaque série.

EXERCICES POUR LES JAMBES, LES CHEVILLES ET LES ORTEILS

Les personnes qui désirent développer leur force musculaire pensent rarement à la partie inférieure de leur corps — aux muscles de leurs jambes, de leurs chevilles et de leurs pieds.

Ceux-ci ne sont généralement pris en considération que lorsqu'ils ont été blessés, à la suite d'un faux mouvement ou d'un effort trop violent. Mais les exercices qui permettent de soigner les entorses ou les foulures peuvent également être pratiqués à titre préventif, pour éviter les accidents et maintenir la souplesse des membres inférieurs.

Les exercices suivants affermissent les tendons et les muscles, rendent leur vigueur aux jambes, aux chevilles et aux pieds. Ils peuvent être pratiqués n'importe où. Tout ce dont vous avez besoin est un (ou une) partenaire pour vous aider à les effectuer.

Ils sont recommandés aux personnes âgées, qui ne pourraient se déplacer si cette partie de leur corps était trop affaiblie. Ils sont également excellents pour les gens qui ont les chevilles fragiles et les sportifs qui désirent avoir de bonnes jambes. Ils réduisent considérablement les risques d'accidents liés à des activités exigeant de gros efforts. Quelle que soit votre situation, leur pratique régulière ne peut que vous être bénéfique.

Phase 1 : extension de la cheville et flexion du pied

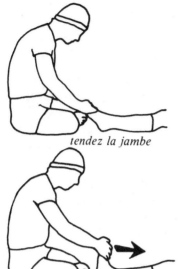

Asseyez-vous et tendez une jambe. Votre partenaire pose sa main droite, en travers, sur vos orteils et le haut de votre pied, sur lesquels il appuie sans forcer, pour laisser votre cheville jouer librement.

tendez la jambe

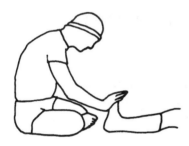

Tendez la cheville et fléchissez le pied vers l'arrière, à un rythme régulier, en luttant contre la résistance qu'offre votre partenaire, pour faire travailler les muscles de l'avant de votre jambe.

Au début, faites des séries de 20 à 25 mouvements. Votre partenaire peut vous aider en comptant silencieusement, afin de vous permettre de mieux concentrer votre attention sur l'extension de votre cheville et la flexion de votre pied.

Phase 2 : flexion de la cheville et extension du pied

Exécutez maintenant l'exercice inverse. Votre partenaire place sa main sur le haut de votre voûte plantaire, le pouce et l'index près de votre gros orteil. Il exerce une pression retenue, assez faible pour laisser du jeu à votre cheville, assez marquée pour que vous ne puissiez pas repousser sa main sans produire un effort.

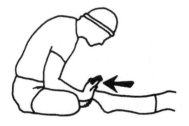

Fléchissez bien vos orteils à la fin de chaque extension. Répétez le mouvement de 20 à 25 fois. A la fin de l'extension, relâchez tous vos muscles et laissez votre partenaire repousser votre pied jusqu'à sa position de départ avant de recommencer.

Phase 3 : torsion de la cheville vers l'intérieur ⚓

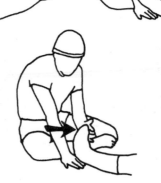

Votre partenaire immobilise votre pied en prenant votre talon entre le pouce et l'index de sa main droite (il ne le tient pas, il lui fournit seulement un support pour l'empêcher de se déplacer). Il pose ensuite sa paume gauche sur la face interne de votre pied, près des orteils, et exerce une légère pression.

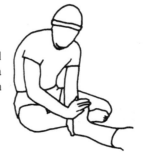

Tournez votre pied vers l'intérieur, en luttant contre la pression qui s'exerce sur lui. Pour que le mouvement soit correct, concentrez votre effort sur l'articulation de votre cheville. Allez le plus loin possible. Recommencez de 20 à 25 fois.

Phase 4 : torsion de la cheville vers l'extérieur

Votre partenaire inverse la position de ses mains. Il tient votre talon dans sa main gauche et place sa paume droite sur la face externe de votre pied, un peu en dessous des orteils.

Tournez votre pied vers l'extérieur en vous appliquant, comme précédemment, à faire partir le mouvement de votre cheville. Allez le plus loin possible, de 20 à 25 reprises, en essayant de rythmer vos efforts.

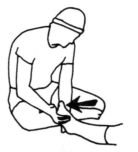

L'ensemble des quatre phases constitue un exercice. Entraînez-vous régulièrement, à raison de 3 ou 4 exercices pour chaque cheville. En prenant de la force et de l'aisance, augmentez graduellement la durée de chaque phase.

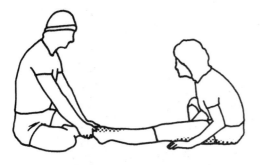

Après chaque série de 3 ou 4 exercices, pratiquez quelques étirements. Votre partenaire tendant votre pied, comme indiqué ci-contre, penchez-vous lentement vers l'avant pour étirer votre cou-de-pied. Maintenez l'étirement, sans forcer, pendant 10 à 20 secondes.

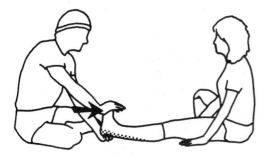

Pour étirer l'arrière de votre jambe, laissez reposer votre talon dans la paume de votre partenaire, dont l'autre main posée sur vos orteils tend votre cheville et fléchit votre pied en le repoussant vers vous. Effectuez cet étirement du mollet pendant 15 secondes.

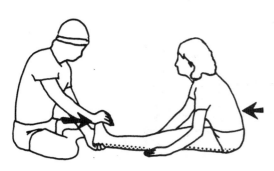

Pour accentuer l'étirement, votre partenaire demeurant dans la même position, penchez-vous lentement vers l'avant en fléchissant les hanches. Ne forcez pas. Gardez la position pendant 30 à 40 secondes. Ce mouvement étire tous les muscles postérieurs des membres inférieurs, du haut des cuisses aux talons. Vous pouvez l'effectuer sans danger même si vous avez une sciatique, à condition de le contrôler.

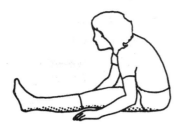

Lorsque votre partenaire a lâché votre pied, continuez à étirer votre jambe de la même manière pendant quelques secondes. Elle doit vous paraître plus souple. Terminez chaque étirement aussi lentement que vous l'avez commencé.

EXERCICES POUR LES DOIGTS, LES MAINS, LES POIGNETS ET LES AVANT-BRAS

Voici un autre exercice que vous pouvez exécuter pratiquement n'importe où : presser une balle en caoutchouc. Il fait travailler vos doigts, vos mains, vos poignets, vos avant-bras. Nous avons besoin de force dans cette partie du corps, non seulement pour pratiquer certains sports, mais aussi pour effectuer nos tâches quotidiennes. Ayez toujours une balle (d'environ 6 cm de diamètre) dans votre poche ou votre boîte à gants, et profitez de vos moments perdus pour développer des muscles que l'on pense rarement à entraîner.

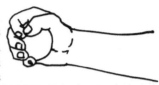

Il y a plusieurs manières de presser une balle. La plus évidente est de serrer la balle dans la paume en refermant tous les doigts sur elle. Pressez ainsi aussi fort que vous le pouvez. Recommencez plusieurs fois.

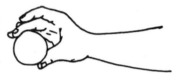

Vous pouvez également presser la balle entre le pouce et un doigt. Commencez par l'auriculaire, puis passez à l'annulaire, au majeur et finalement à l'index. Exercez 8 à 10 pressions dans chaque cas. Ces exercices développent uniformément ou séparément les muscles de tous les doigts.

Faites travailler vos doigts en pressant une balle (ou en inventant d'autres mouvements) *chaque fois que vous en avez l'occasion.* Ces exercices incessants vous permettront de développer des muscles généralement négligés, accroissant votre force et votre habileté, réduisant les risques d'accidents. Ne pensez pas seulement à vous perfectionner. *Faites-le.* Quoi que vous fassiez, même si vous n'êtes ni un travailleur de force ni un athlète, vous avez toujours besoin de votre corps — et votre corps a toujours besoin de vous.

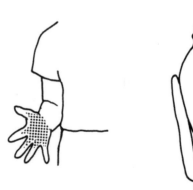

Pour étirer votre main après avoir pressé une balle, écartez les doigts en tendant la paume, pendant 5 secondes. Recommencez. Étirez vos avant-bras en accomplissant les exercices indiqués page 48 et page 88.

LES BARRES PARALLÈLES

Les élévations aux barres parallèles, qui obligent à soulever tout le corps, sont excellentes pour les muscles du bras et de la poitrine. Elles sont difficiles, aussi ne vous découragez pas si vous ne parvenez pas à en faire plus de quelques-unes au début.

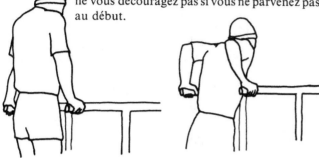

Mettez-vous en position de départ, comme indiqué ci-dessus à gauche. Descendez lentement, jusqu'à ce que vos bras forment un angle de 90°, puis redressez-vous et revenez à la position de départ en utilisant la force de vos avant-bras.

Élevez-vous plusieurs fois (une série), étirez-vous (exercices de la page 163), puis recommencez. Établissez vous-même votre cadence. Par exemple : si vous commencez par une série de 10 élévations, que vous exécuterez sans peine, vous aurez beaucoup de mal à réaliser la deuxième et la troisième série ; commencez donc par 8 élévations, qui ne vous épuiseront pas et vous permettront d'aller au bout de vos trois séries.

Démarrer trop vite peut vous contraindre à vous arrêter trop tôt. Sachez mesurer vos efforts. Un exercice qui vous épuise dès le départ a un effet négatif, puisque *vous ne faites plus rien.*

**Variante
avec une chaise**

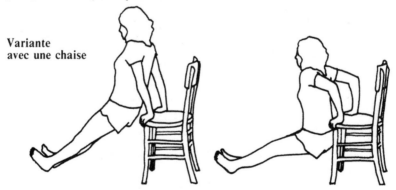

Utilisez une chaise stable et solide. Prenez appui sur les bras, pliez-les lentement, jusqu'à ce qu'ils forment un angle de 90° ou que vos fesses touchent le sol, puis tendez-les et revenez à votre position de départ. Augmentez graduellement votre effort avec des séries de plus en plus longues. Cet exercice est excellent pour les pectoraux et les triceps.

Soyez prudent si vous avez ou avez eu des problèmes de coudes ou d'épaules.

LA BARRE FIXE

Les tractions à la barre fixe sont aussi de très bons exercices naturels. Elles développent les muscles des épaules, des bras, de la poitrine et du dos.

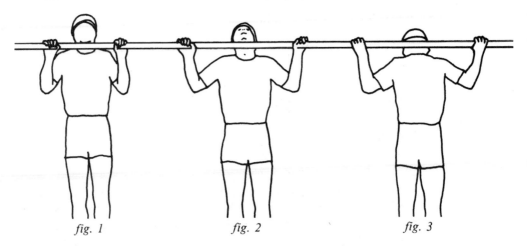

fig. 1   *fig. 2*   *fig. 3*

Pour les tractions à la barre fixe, vous pouvez placer vos mains de plusieurs manières : à la hauteur des épaules si vous désirez faire plus particulièrement travailler vos bras (fig. 1). Plus écartées si vous voulez solliciter les muscles des épaules (fig. 2). Enfin, si vous souhaitez développer les muscles latéraux du dos *(latissimus dorsi)*, vous écartez les mains et vous touchez la barre fixe avec la nuque au lieu du menton (fig. 3). Dans les trois cas, vous terminez la traction en revenant à votre position de départ, bras tendus.

Un modèle d'enchaînement élévations/tractions : essayez de faire trois tractions pour une élévation. C'est le rythme le plus souhaitable, mais s'il ne vous convient pas, trouvez votre propre combinaison. L'essentiel est que ce que vous vous imposez soit adapté à vos possibilités.

Voici un exemple d'enchaînement : alternez trois séries de 4 élévations chacune et deux séries de 2 tractions. Intercalez des étirements. Si vous appliquez ce programme chaque jour, vous ferez 90 exercices aux barres en cinq jours. En l'espace de plusieurs semaines, vous développerez considérablement les muscles du haut de votre corps.

Apprenez à soigner votre corps, *à agir pour lui.* Pour comprendre ses besoins et ses limites, laissez-vous guider par l'expérience. Le plaisir de se sentir en bonne condition physique est essentiel pour le développement harmonieux de l'être humain.

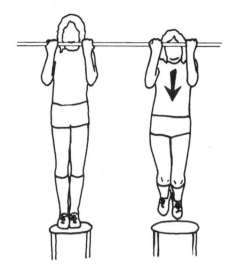

Si vous avez du mal à faire des tractions : mettez-vous debout sur un tabouret, le menton au-dessus de la barre ; pliez les jambes et laissez-vous descendre *lentement,* jusqu'à ce que vous ayez les bras tendus. Recommencez plusieurs fois l'exercice.

Étirements conseillés pendant le travail aux barres : exécutez ces exercices entre chaque série de tractions ou d'élévations. En détendant vos muscles, ils vous permettront d'accroître le nombre et l'ampleur de vos mouvements.

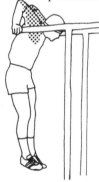

Après une série d'élévations, étirez les muscles de la poitrine et des bras en laissant pendre votre corps dans la position indiquée ci-contre, les coudes pliés, la poitrine à la hauteur des mains. Restez ainsi de 3 à 8 secondes. N'exécutez cet étirement, qui requiert une certaine force, que lorsque vous maîtrisez bien les élévations.

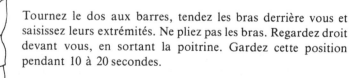

Tournez le dos aux barres, tendez les bras derrière vous et saisissez leurs extrémités. Ne pliez pas les bras. Regardez droit devant vous, en sortant la poitrine. Gardez cette position pendant 10 à 20 secondes.

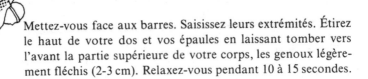

Mettez-vous face aux barres. Saisissez leurs extrémités. Étirez le haut de votre dos et vos épaules en laissant tomber vers l'avant la partie supérieure de votre corps, les genoux légèrement fléchis (2-3 cm). Relaxez-vous pendant 10 à 15 secondes.

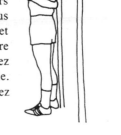

Pour étirer un bras et une épaule : tendez le bras droit vers l'arrière, à hauteur d'épaule et saisissez le montant le plus éloigné de vous ; puis passez le bras gauche derrière votre dos et agrippez le montant le plus proche, un peu au-dessus de votre taille. En maintenant l'épaule droite près du montant, tournez la tête vers la gauche et essayez de regarder votre main droite. Étirez-vous sans forcer pendant 10 à 15 secondes, puis changez de côté.

Ces étirements, qui détendent et assouplissent le haut de votre corps, complètent harmonieusement les exercices destinés à développer votre force musculaire.

LES ESCALIERS

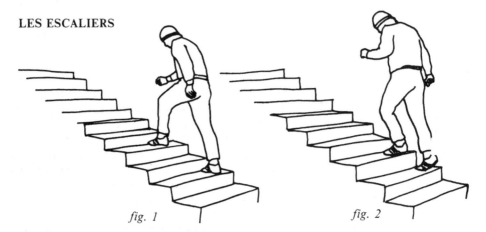

fig. 1   fig. 2

Monter des escaliers, en marchant ou en courant, est une excellente activité d'appoint pour accroître votre force et votre endurance. Elle permet de développer les muscles des jambes et des cuisses, limite les risques d'accidents, améliore la respiration et le rythme cardiaque. Même si vous faites de la marche, de la course ou du vélo, vous n'utilisez pas également tous vos muscles. Grimper des escaliers de manière régulière vous permettra de mettre en jeu des muscles qui demeurent généralement en sommeil.

Monter un escalier n'est pas un exercice à proprement parler. Il s'agit plutôt d'une activité individuelle, dans le cadre de laquelle vous faites ce que vous voulez, ce que vous pouvez, à votre vitesse ou suivant votre rythme. On n'apprend pas à gravir un escalier comme on apprend un étirement ou une traction. On peut tout au plus s'imposer certaines règles et les appliquer régulièrement.

Il faut en premier lieu trouver des escaliers qui conviennent : larges, longs, montant en ligne droite, avec peu ou pas de paliers. Les escaliers des immeubles d'habitation sont peu praticables ; préférez-leur ceux d'un stade ou d'un parc si vous désirez réellement vous entraîner.

Commencez par monter en *marchant*. Contrairement à ce que l'on suppose le plus souvent, vous demandez un plus grand effort aux muscles de vos jambes en marchant qu'en courant. Afin d'avoir une bonne foulée, gravissez les marches deux par deux (fig. 1). Allez jusqu'au sommet, sans vous presser mais en conservant toujours la même vitesse. Cela vous sera sans doute plus difficile que vous l'avez supposé. Parvenu en haut de l'escalier, redescendez et recommencez immédiatement.

Pour redescendre, réduisez votre effort en abordant les marches légèrement en diagonale, afin de ne pas fatiguer inutilement vos genoux et vos chevilles.

Lorsque vous *courez,* ne sautez aucune marche (fig. 2). Ne posez que l'avant du pied sur chaque marche, en prenant appui sur les orteils et en levant bien le genou. Appliquez-vous à mouvoir vos pieds le plus rapidement possible, concentrez votre attention sur la vitesse. Une fois parvenu au sommet, redescendez immédiatement. Vous devez grimper les marches en une seule fois, sans ralentir ni vous arrêter pour reprendre votre souffle. Apprenez progressivement à le contrôler.

Un bon entraînement doit durer environ une demi-heure, mais n'essayez pas d'y parvenir dès le premier jour. Lorsque vous entamez une nouvelle activité, fixez-vous toujours un objectif que vous pouvez atteindre aisément. Ne vous épuisez pas dès le départ en étant trop exigeant. Soyez plutôt indulgent avec vous-même, accordez-vous le temps de développer vos capacités, ne vous imposez pas des performances que vous ne pourriez pas accomplir, ne courez pas au-devant d'un échec qui risquerait de vous décourager. Entraînez-vous régulièrement pendant au moins deux semaines, à raison de trois fois par semaine, avant d'accroître la durée de vos exercices.

Un exemple d'entraînement intensif : pour gravir un escalier de 112 marches, il faut couvrir 56 pas en marchant, 112 pas en courant ; en 30 minutes, vous pouvez le monter et le descendre 20 fois, en alternant à votre gré la marche et la course.

Avant et après votre entraînement, exécutez des exercices d'étirement pour les muscles des cuisses et des jambes. Vous en sentirez certainement le besoin — et le bénéfice.

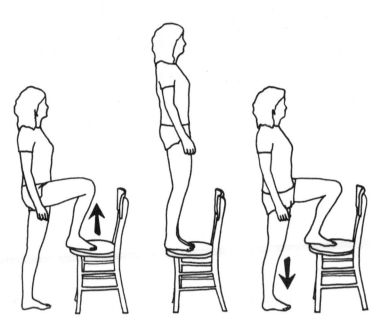

Monter des escaliers est une excellente pratique pour les personnes qui désirent développer leurs membres inférieurs afin de mieux marcher, courir, faire du vélo, jouer au football, au tennis, au basket-ball, etc. Indépendamment de votre entraînement, dans votre vie quotidienne, évitez de prendre l'ascenseur et gravissez des escaliers chaque fois que vous en avez l'occasion.

Vous pouvez également vous entraîner chez vous, en utilisant une chaise ou un banc solides, stables, dont le siège est à 35-50 cm du sol (par la suite, en acquérant de la force, vous aurez besoin d'un support plus élevé). Levez une jambe, posez le pied bien à plat sur le siège ; hissez-vous en faisant jouer les muscles de votre cuisse, les bras le long du corps ou légèrement écartés pour assurer votre équilibre. Restez debout, les genoux à peine fléchis, puis redescendez en posant un pied sur le sol. Gardez le dos et la tête droits pendant tout l'exercice. Recommencez aussitôt avec l'autre jambe. Essayez d'acquérir un rythme régulier et continuez pendant 5 à 10 minutes. Avec de la pratique, vous irez progressivement plus vite, mais ne confondez pas vitesse et précipitation.

Techniques de la course à pied et du cyclisme

Sérieusement pratiqué, le stretching élargira le champ de vos ressources. Vous pourrez courir, skier ou nager avec beaucoup plus d'aisance. Vous découvrirez que le cyclisme est une excellente préparation à la course à pied, que la course et le cyclisme constituent un très bon entraînement pour le ski, et que le stretching vous maintiendra en forme pour l'un ou l'autre de ces sports. Étirements et relaxation vous débarrasseront de l'appréhension que vous ressentiez à pratiquer une activité qui, jusqu'alors, était source de tensions et de raideurs musculaires.

La course et le cyclisme développent la force et l'endurance et consolident les qualités physiques qui vous permettront de participer à bien d'autres disciplines. Les pages qui suivent vous initient aux techniques de base de ces deux sports.

AU DÉBUT

Quand on reprend une activité physique, il faut partir de quelques données élémentaires. D'abord et avant tout, pas d'effort excessif dans les premiers temps. Forcer, quand on y est préparé, peut être agréable. Mais le faire au début, c'est récolter à coup sûr une moisson de douleurs et, le découragement aidant, perdre jusqu'à l'envie de pratiquer le moindre exercice.

L'absence de plaisir est signe d'un manque d'harmonie, d'un conflit. Puisque vous avez décidé de prendre un peu de temps pour vous mettre en forme, pourquoi n'apprécieriez-vous pas ces moments tout en consolidant votre santé physique ? Faites ce dont vous vous sentez capable, rien de plus, mais régulièrement. Peu à peu, en libérant votre corps, vous pourrez pousser l'exercice en durée et en intensité plus loin que vous ne l'auriez imaginé.

Apprenez à travailler en fonction de vos limites. Ce deuxième élément est très important. On a tendance à penser, en effet, qu'aucune amélioration n'est possible si l'on respecte ses limites du moment. Vous verrez, au contraire, qu'en les prenant en compte, vous pourrez les dépasser progressivement.

Un suivi régulier des exercices produit chaque jour des changements, peu spectaculaires mais positifs. Certains n'apparaissent qu'au bout de plusieurs jours, voire de plusieurs semaines. C'est précisément cette somme de petits succès qui donne les meilleurs résultats. Pour y parvenir, soyez fidèle au programme d'exercices que vous vous êtes fixés. Ainsi, sans vous torturer inutilement, vous gagnerez en énergie, en force et en souplesse, et du bonheur en plus.

COURSE ET MARCHE

Si vous abordez ces deux disciplines, évitez de ressasser de sombres pensées : « Ai-je l'air ridicule ? », « Je ne vais pas assez vite », « Je dois courir tant de kilomètres aujourd'hui » ou « Même la fatigue ne m'empêchera pas de courir. » Ménagez votre corps et laissez votre esprit en repos. Faites ce dont vous avez envie. Vous êtes impatient d'obtenir des résultats immédiats et c'est normal. Mais la régularité et la patience sont les meilleurs garants de succès réels. L'obsession du temps, en particulier, est nuisible. Au lieu de la stimuler, elle bloque l'action. Quand l'entraînement et l'activité physique seront devenus pour vous des habitudes, une règle de vie, le temps passera plus vite et vous découvrirez vous-même que les changements que vous espériez sont nés d'une pratique régulière, positive, sans contrainte et à votre propre rythme.

Avant d'entamer un entraînement suivi, demandez à un médecin compétent de vous établir un « check-up », un bilan de santé. Cet examen, s'il inclut la mesure de votre tension, permettra de connaître votre état cardio-vasculaire et, dès que vous aurez le feu vert, vous pourrez commencer en toute confiance le programme d'exercices qui vous est le mieux adapté.

Sur le plan technique, la course et la marche se ressemblent beaucoup. Une différence importante : pendant la marche, il y a un moment où les pieds reposent ensemble sur le sol et, dans la course, un moment d'envol où les pieds décollent du sol en même temps. Cela étant, la course reste dans son essence une extension de la marche.

LA MARCHE

Comprendre les mouvements de la marche aide à mieux courir. Observez, tout en marchant, comment votre pied se place en se déroulant du talon aux orteils. Ceux-ci doivent pointer franchement vers l'avant à chaque pas, la face interne des voûtes plantaires bien tendues. Prêtez attention à la façon dont votre corps réagit : bien détendu au-dessus de la taille, les bras souples. Le balancement du bras doit partir de l'articulation de l'épaule. Vos poignets se cassent naturellement, les doigts légèrement retroussés. Jambe droite et bras gauche se propulsent ensemble vers l'avant, et vice versa.

Essayez de marcher quelques instants sans bouger les bras. Vous vous sentirez gauche, maladroit. Maintenant, laissez à nouveau vos bras se balancer d'eux-mêmes. Vous noterez à quel point cela contribue à votre progression en avant et assure votre équilibre.

Marchez, puis courez : le mouvement des bras reste réglé, en vitesse et en amplitude, sur celui des jambes. Si vous accélérez le pas, le balancement des bras augmente en proportion. Allongez la foulée et vous verrez que l'amplitude de ce balancement croît de la même façon.

Quand vous marchez, laissez vos mains, bras et épaules bien détendus. Gardez une allure régulière, la tête en équilibre parfait. Ne changez pas sans cesse de longueur de foulée. Maintenez la cadence. Chaque pas doit ressembler au précédent. Marchez détendu, pensez détendu, soyez détendu.

UN PROGRAMME DE DIX SEMAINES

Voici, pour ceux qui commencent à courir, un programme composé de stretching, de marche et de « jogging » — le « jogging » étant une course lente, rythmique. Étalé sur dix semaines, il vous donnera les bases physiques nécessaires pour débuter, tout en limitant les risques de blessures ou la tension excessive qui sont souvent le lot dans pareil cas.

La première semaine, marchez chaque jour 400 mètres. La deuxième semaine : 800 mètres. N'oubliez pas votre stretching avant et après la marche ou la course (voir pages 101, 132-133). La troisième semaine, augmentez peu à peu la distance jusqu'à atteindre 1 200 mètres. Même chose la quatrième semaine, jusqu'à 1 600 mètres. Si vous parcourez 1 à 2 km par jour pendant un an, sans accroître la prise de calories, vous perdrez 5 kilos. Par la suite, vous ne reprendrez pas de poids car ces kilos sont partis progressivement, sans nuire à votre équilibre général.

Avant de commencer le jogging, couvrir vos 1 600 mètres quotidiens pendant une semaine. Voici un bon moyen de vous y préparer. Étirez-vous, marchez 400 mètres, « joggez » 400 mètres, puis marchez 800 mètres. Vous aurez parcouru ainsi 1 600 mètres en alternant marche et jogging. La semaine suivante : étirements, 400 mètres de marche, 800 mètres de jogging, 400 mètres de marche puis étirements. La neuvième semaine, marchez 400 mètres, « joggez » 1 200 mètres et marchez 400 mètres. Enfin, la dixième semaine, faites 400 mètres de marche, 1 600 mètres de jogging et 400 mètres de marche.

Programme de dix semaines pour débutants

1re sem.	stretch. 10 min.	400 m marche/jour	stretch. 5 min.
2e sem.	stretch. 10 min.	800 m marche/jour	stretch. 5 min.
3e sem.	stretch. 10 min.	1 200 m marche/jour	stretch. 5 min.
4e sem.	stretch. 10 min.	1 600 m marche/jour	stretch. 5 min.
5e sem.	stretch. 10 min.	1 600 m marche/jour	stretch. 5 min.
6^e sem.	stretch. 10 min.	1 600 m marche/jour	stretch. 5 min.
7^e sem.	stretch. 10 min.	400 m marche, 400 jog., 400 marche	stretch. 5 min.
8e sem.	stretch. 10 min.	400 m marche, 800 jog., 400 marche	stretch. 5 min.
9e sem.	stretch. 10 min.	400 m marche, 1 200 jog., 400 marche	stretch. 5 min.
10e sem.	stretch. 10 min.	400 m marche, 1 600 jog., 400 marche	stretch. 5 min.

Après ces dix semaines, vous devez être en mesure de mettre au point vos propres modes d'entraînement et de préparation à l'activité physique. Si vous êtes attentif aux sensations que vous éprouvez, vous comprendrez l'importance de l'échauffement, du stretching, de la relaxation et de l'exercice régulier.

Quatre autres semaines vous permettront de vous initier au jogging avant de commencer à courir. Si vous avez choisi la course, combinez-la au jogging en vous inspirant du programme marche/jogging et ce, dès la septième semaine. Un exemple de combiné course/jogging : 400 mètres de jogging, 400 mètres de course puis 400 mètres de jogging. Respectez ce principe jusqu'à pouvoir courir 1 600 mètres entre deux distances de jogging de 400 mètres chacune, la première pour vous échauffer, la seconde pour vous relaxer. Consacrez 10 minutes minimum au stretching avant et après l'effort. Vous pouvez également, si vous le désirez, marcher 5 minutes avant de faire vos étirements.

Quatre mois de cet entraînement vous donneront de l'endurance. Votre pouls battra plus calmement. Vous aurez perdu vos bourrelets de graisse, amélioré votre souplesse, rectifié votre assise et pris goût au mouvement.

LA PRÉVENTION DES BLESSURES

Quand vous débutez, tout un assortiment de douleurs et de maux divers vous guette. Vous aurez mal aux pieds, aux tendons d'Achille. Le devant du tibia, les mollets, la face interne de la cuisse, les reins vous révèleront brutalement le pilonage que la course leur a imposé. Quand un membre ou un muscle devient raide ou tendu, un autre cherche à compenser automatiquement le déséquilibre. C'est à ce moment-là que le risque de blessures est le plus élevé. Il est heureusement possible de prévenir ce danger :

1. Avant tout, consolidez les bases d'une bonne forme physique. Passez beaucoup de temps à marcher et à faire du jogging avant de vous attaquer à la course. Vous habituerez ainsi muscles et jointures à la tension du mouvement aux allures rapides.
2. Dès que vous sentez la fatigue, reposez-vous.
3. Étirez-vous avant, mais aussi *après* chaque séance (voir pages 132-133). Parce qu'elle ne combine qu'un nombre limité de mouvements, à la différence d'autres sports, la course favorise la raideur musculaire. Le stretching vous évitera bien des réveils pénibles !

QUELQUES SUGGESTIONS POUR LES COUREURS

1. *Tendons d'Achille :* faites les étirements indiqués pages 37, 47, 66, 71, 72, 156-59. Ne forcez pas. Portez des chaussures qui maintiennent vos talons légèrement élevés. Consultez si possible un spécialiste qui vous conseillera sur le modèle qui vous convient le mieux.
2. *Douleurs au niveau du tibia :* les exercices pages 46, 74, 159 et 157 représentent une bonne prévention. Courez sur une surface douce (gazon), évitez le macadam.
3. *Mollets et chevilles raides :* exécutez les étirements indiqués pages 37, 38, 47, 71, 159.

4. *Arrière des cuisses :* exercices pages 33-36, 50, 52-56, 74-76, 94, 159.
5. *Sciatique et douleur dans le bas du dos :* étirements pages 24-30, 40, 58, 59, 62-67.
6. *Pieds :* massage de la voûte plantaire et rotation de la cheville (p. 31). *Attention :* un mauvais alignement de la hanche, du genou et du pied entraîne une position incorrecte qui est la cause de bien des maux. Si vous ressentez, à l'un de ces trois niveaux, une douleur persistante, n'hésitez pas à rendre visite à un médecin pratiquant le sport ou ayant pratiqué en milieu sportif.

LA COURSE

Tout le monde peut apprendre à courir. C'est une discipline gratuite, sans limitations d'espace ou d'équipement. On peut s'adonner à la course pour mille raisons : brûler un excédent de calories, perdre du poids, ou tout simplement pour le bien-être qu'elle procure. Elle aide à prévenir l'infarctus et à combattre les effets sclérosants du vieillissement. Courir, c'est réduire la tension physique et mentale de la vie moderne. On peut s'y mettre à tout âge et y rester fidèle sa vie durant.

Courir, d'accord. Mais comment le faire correctement ? Non pas en imitant un modèle, mais en permettant à chacun d'acquérir les techniques de base pour que l'apprentissage soit personnel, naturel, donc durable. La vitesse, disons-le tout de suite, n'est pas l'objectif. Mais, grâce à une pratique régulière du stretching et de la course à pied, vous serez capable de courir plus facilement et plus vite qu'auparavant.

Ne forcez pas votre respiration. Respirez à la fois par la bouche et par le nez. Regardez droit devant vous, la tête bien équilibrée entre les épaules.

Posez le pied bien à plat du talon aux orteils, en le pointant d'abord nettement vers l'avant. Cette position vous aide à garder le genou et le pied dans le même axe, permettant ainsi une répartition égale du poids du corps au contact du sol. (Néanmoins, lorsque vous sprintez ou gravissez une colline en courant, vous vous appuyez seulement sur la demi-pointe des pieds.)

Pendant la course, laissez vos poignets se casser naturellement à chaque mouvement de bras. Gardez les doigts détendus, légèrement retroussés. Ne serrez pas les poings.

Vos bras doivent servir à maintenir le corps en équilibre de manière à ce que votre énergie soit dirigée vers l'avant. Pliez vos bras à 90°, les avant-bras presque parallèles au sol. Quand ils reviennent en arrière, chacun à tour de rôle, leur balancement ne doit pas ramener la main très au-delà de l'os de la hanche. En balancement-avant, l'avant-bras ne croisera pas la ligne médiane du corps. Les mouvements latéraux, exagérés, constituent en effet une perte d'énergie qui rend la course plus difficile.

La longueur d'une foulée dépend étroitement de la vitesse choisie. Plus vous courez vite, plus votre foulée s'allonge. Dès que vous ralentissez, elle se raccourcit. Il en est de même pour la hauteur des genoux. Vous les lèverez plus haut à grande vitesse qu'à vitesse lente.

Il se peut qu'en courant vous sentiez soudain une raideur, une tension dans le haut des épaules : la partie supérieure du corps n'est plus en rythme. Quand cela m'arrive, j'incline les épaules vers l'avant pour les détendre. Je procède alors comme si j'avais des poids fixés aux coudes : je les empêche de saillir vers l'extérieur. Ainsi, les épaules ont moins tendance à se contracter, ce qui améliore le balancement des bras. Une fois les épaules bien détendues, les muscles pectoraux jouent plus librement et facilitent la respiration.

Les bras tiennent un rôle décisif pour l'équilibre et le contrôle du corps. Ayez les bras et les épaules bien détendus, et votre course sera plus naturelle et cadencée.

Rythme, foulée, allure : pour les développer, ne craignez pas de lever haut le genou et de vous servir de vos orteils pour « décoller » à chaque pas. Un : le genou se lève. Deux : le pied « mord » le sol. Trois : il le repousse derrière vous. N'hésitez pas à accompagner ce mouvement avec les orteils. Un bon déroulement du pied, du talon aux orteils, est essentiel. Équilibre du corps, relaxation, rythme. Tout en courant, pensez à vos trois mouvements : lever le genou, agripper, repousser le sol. Répétez cet enchaînement chaque fois sur plusieurs centaines de mètres. Ne courez pas en zigzag, mais en ligne droite. Restez détendu. Quand vous courez, fiez-vous à vos sensations. Vous sentez-vous à l'aise, décontracté ? C'est que votre effort est bien dosé, et ses effets seront positifs à tout point de vue. Que vous ayez l'impression de lutter douloureusement et c'est l'inverse qui se produit. D'un jour à l'autre, vos impressions peuvent se modifier mais si vous faites votre stretching avant de courir, la dépense physique vous paraîtra plus agréable.

Mais encore une fois, étirez-vous *correctement*. Mieux vaut d'ailleurs s'en passer que de mal l'exécuter et de se blesser. Il m'est souvent arrivé de voir des coureurs pratiquer des étirements sur le bord d'une piste. La plupart du temps, leur méthode est totalement erronée. Ils forcent et ils luttent contre eux-mêmes pour garder des positions qui ne leur apportent que douleur ou inconfort. Et ils appellent cela du stretching ! Il n'y a pourtant qu'une seule technique de stretching : celle qui sollicite la relaxation, le contrôle des gestes, sans violence inutile.

Après l'étirement, échauffez-vous en prenant votre temps. Pour la course, le meilleur échauffement consiste à commencer à courir à un rythme très lent, proche de celui du jogging. Donnez à vos muscles le temps nécessaire à leur mise en train. Le cœur doit pouvoir s'adapter sans heurts au surcroît de travail que vous lui préparez. « Joggez » ainsi 8 à 10 minutes avant d'augmenter l'allure. Suivant la température extérieure, votre disposition ou votre humeur du moment, variez ce temps d'échauffement. De toute façon, débutez toujours la séance avec un stretching correct, un échauffement progressif, et vous éviterez bien des difficultés.

Sur de longs parcours, arrêtez-vous quelques minutes pour vous étirer dès que vous sentez que la fatigue nuit au style et à la vitesse. Étirez les régions du corps qui vous semblent raides ou alourdies. Vous referez rapidement de cette manière le plein d'énergie dont vous avez besoin. Une petite pause-stretching au bon moment permet d'éviter bien des désagréments.

Tout entraînement devrait comporter une période de refroidissement en fin de séance. Ne terminez jamais sur un sprint. C'est très dur pour le cœur, qui bat à un rythme accéléré. On comprendra, avec un peu de bon sens, qu'il est stupide de s'arrêter d'un seul coup après avoir couru comme un forcené. En pleine course, les muscles des jambes demandent et attirent un surcroît de circulation sanguine. Si vous vous arrêtez net, l'afflux de sang stagne dans les jambes et sa circulation vers le cœur et le cerveau aura du mal à se rétablir normalement. Un temps de refroidissement permettra, au contraire, au cœur de recouvrer lentement le pouls ralenti de son fonctionnement au repos.

Vous pouvez ensuite vous étirer à nouveau. Le corps est encore chaud et le stretching plus facile. Travaillez les muscles que vous venez d'utiliser. Élevez jambes et pieds, comme indiqué pages 68-70. La gravité facilitera le retour du sang vers le cœur et le cerveau, et cette position renversée rendra aux jambes une impression de légèreté. Le corps et l'esprit trouvent alors leur maximum de tonus. Vous vous sentez « bien », tout simplement.

Le stretching permet donc d'améliorer et de mieux apprécier l'entraînement. La seule manière de vous en convaincre est d'essayer vous-même pendant au moins un mois. Vous vous sentirez mieux et vous progresserez, en vitesse et en style. En l'espace d'un mois, l'éventail de vos mouvements s'élargira, l'exercice deviendra agréable, vos muscles seront moins douloureux. Plus à l'aise en début d'entraînement, vous le serez aussi en fin de séance. Quelques semaines auront suffi pour que vous vous sentiez et que vous paraissiez plus jeune.

LE CYCLISME

Le cyclisme est une activité rythmique excellente pour les cuisses, la taille, les hanches, et les muscles situés autour du genou. C'est le sport idéal pour gagner en force et en endurance.

L'effort soutenu qu'il demande au sportif en fait une remarquable école de résistance dont profitent le cœur et les poumons. Le principal inconvénient du jogging ou de la course à pied consiste en un martèlement constant qui met le corps à rude épreuve, sans parler de la cadence, plus délicate qu'à vélo et très difficile à stabiliser. Le rythme, en cyclisme, est une affaire moins complexe. Cette discipline est une bonne alternative pour les gens qui n'aiment pas courir mais recherchent l'effort tonique.

Le vélo est un exercice complémentaire que l'on peut recommander aux adeptes de la course. La pratique régulière du stretching donnera à ces deux sports, s'ils sont intelligemment combinés, toute leur valeur et leur efficacité (voir pages 116-117).

Pour commencer, prenez une bicyclette dont la taille du cadre vous convienne. Le seul moyen de le savoir est évidemment de l'essayer. Vos pieds doivent reposer à plat sur le sol, la barre centrale le plus près possible de l'aine mais sans la toucher. Si l'aine entre en contact avec le cadre, empêchant vos pieds de prendre appui sur le sol, c'est parce que la bicyclette est trop grande pour vous.

Vérifiez que la selle est très légèrement inclinée vers le haut. Une fois assis, vous devez éprouver une sensation de confort, le poids du corps également réparti entre la selle, les poignées du guidon et les pédales. Votre position doit vous permettre de rouler longtemps, sans gêne aucune, avec les deux bras tendus ou légèrement fléchis. Cette flexion vous aidera à amortir la plupart des chocs que provoquent les accidents de terrain et limitera aussi la tension du haut du corps.

La selle ne doit pas être trop haute afin que, la jambe en extension, vous gardiez le genou plié. Inutile d'exagérer dans le sens inverse : n'ayez pas l'impression de piloter un vélo d'enfant ! Cherchez la position qui vous procure le maximum d'aisance et de puissance. La bonne hauteur de selle est aussi une question d'école. Pour déterminer ce qui conviendra le mieux, comparez les positions ; genou bien fléchi ou genou légèrement fléchi.

En dotant les pédales de cale-pieds à courroies, vous gagnerez en puissance et en stabilité. Vous aurez aussi le sentiment d'être partie intégrante de votre bicyclette. Les cale-pieds maintiennent le pied stable, droit vers l'avant, ce qui augmente votre équilibre et favorise une bonne répartition de l'effort de la jambe. Cela vous permet également de vous relever en roulant sans risquer... de perdre les pédales !

Quelques techniques de base

Il est important de ne pas monter et descendre de vélo n'importe comment. Pour monter, enfourchez le cadre, posez un pied sur une pédale, puis démarrez. Ne posez pas le pied sur une pédale pour balancer votre jambe à la cow-boy de l'autre côté ; vous abîmeriez la bicyclette. De même, quand vous en descendez, attendez d'être arrêté pour ôter les pieds des pédales, l'un après l'autre ; une fois debout, chevauchant le cadre, passez la jambe au-dessus.

Quand vous roulez, maintenez le vélo droit et en ligne, à moins que vous n'ayez à éviter un obstacle. Le haut du corps doit rester aussi immobile que possible. En roulant droit, sans zigzags inutiles, vous garderez à la fois vitesse et équilibre.

Pédalez assez vite, aux alentours de 65 à 85 tours-minute, pour obtenir un mouvement de la jambe relativement rapide. Vous devriez sentir une légère tension, guère plus, pendant le tour complet. Si vous avez une bicyclette à dix vitesses, commencez au début par rouler avec le grand plateau du devant (engrenage à chaîne) ou le plateau moyen de l'arrière (chaîne à barbotins). Vous pouvez aussi utiliser le petit plateau avant et le second de l'arrière. (Le pignon le moins denté de la chaîne à barbotins correspond aux N° 19.)

Apprenez à changer de vitesse en douceur, sans cesser de pédaler ni faire d'embardées. Avec un peu de patience, vous finirez par y parvenir.

Afin d'augmenter la cadence, tirez d'une jambe le cale-pied vers le haut en appuyant l'autre à fond sur la pédale. Tirez-appuyez. Vous gagnerez en rythme et en vitesse. Choisissez un plateau qui vous permette de faire tourner l'axe du pédalier et les pédales bien en cadence.

Vous possédez — ou l'on vous a prêté — des chaussures de cycliste. Les pieds bien calés et fixés dans les étriers, vous pouvez, sans quitter les pédales, apprendre à tirer vers l'arrière quand votre jambe remonte. Vous développerez ainsi la vitesse du mouvement et votre sens du rythme.

Le « coup de cheville » est un « truc » de cycliste chevronné, mais vous pouvez l'apprendre sans trop de difficultés. Commencez chaque tour de pédalier vers le bas en gardant le talon en dessous du niveau des orteils (fig. 1). Quand vous avez effectué un quart de tour environ, abaissez les orteils pour exercer une poussée supplémentaire vers le bas. Le gain de puissance est surprenant. Cette première phase terminée, votre pied remonte vers l'arrière du pédalier (fig. 2). Tirez encore d'un quart de tour pendant la montée. Pour maintenir la vitesse acquise, ne vous contentez pas d'accompagner le mouvement du cale-pied. Poussez vers le haut avec le dessus du pied (les orteils sont alors plus bas que le talon). (Fig. 3.) Parvenu au sommet de la rotation, vous n'avez plus qu'à recommencer la phase de descente décrite précédemment, orteils en haut, talon en bas, avant d'appuyer à nouveau d'un bon « coup de cheville » vos doigts de pied sur la pédale (fig. 1).

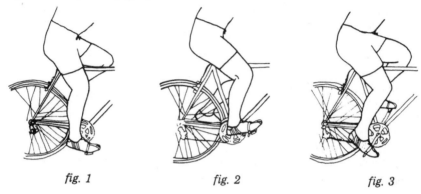

fig. 1   fig. 2   fig. 3

Exercez-vous à pousser vers le bas, tirer en arrière, tirer vers le haut en maintenant vos genoux près du cadre, au-dessus et dans l'axe des chevilles. Vous aurez la sensation de bien « faire tourner » les pédales, en développant par ailleurs force musculaire, résistance cardiaque et capacité thoracique.

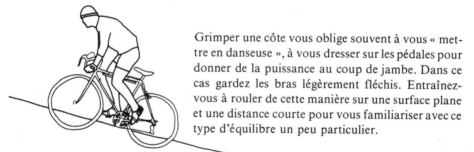

Grimper une côte vous oblige souvent à vous « mettre en danseuse », à vous dresser sur les pédales pour donner de la puissance au coup de jambe. Dans ce cas gardez les bras légèrement fléchis. Entraînez-vous à rouler de cette manière sur une surface plane et une distance courte pour vous familiariser avec ce type d'équilibre un peu particulier.

Une montée trop raide vous contraint à changer de plateau. Faites-le avant de perdre le rythme et sélectionnez une vitesse qui laisse à la jambe un mouvement assez rapide pour ne pas casser votre élan trop brutalement. Les genoux doivent rester à l'aplomb des chevilles et près du cadre.

Restez détendu, l'esprit alerte et disponible. Quand vous roulez à vélo, n'oubliez pas l'imprévu. Soyez prêt à toute éventualité. Les voitures, les piétons ou les animaux peuvent vous forcer à freiner ou à les contourner. Pour votre sécurité, restez toujours attentif à ce qui se passe autour de vous.

Programme de huit semaines pour débutants

Les avantages et les bienfaits du cyclisme sont nombreux. Cependant, à l'instar d'autres sports, il comporte des difficultés qui peuvent vous rebuter. Le schéma ci-dessous vous donne un aperçu des paliers à respecter.

Personne ne sort du même moule. Aussi ce programme peut être facilement modifié suivant les besoins de chacun.

	Lundi	Mardi	Mercredi	Jeudi	Vendredi	Samedi
1ʳᵉ sem.	5 min.	5 min.	5 min.	6 min.	6 min.	7 min.
2ᵉ sem.	7 min.	7 min.	8 min.	8 min.	10 min.	10 min.
3ᵉ sem.	10 min.	12 min.	12 min.	13 min.	13 min.	15 min.
4ᵉ sem.	15 min.	18 min.	18 min.	21 min.	21 min.	22 min.
5ᵉ sem.	25 min.	25 min.	25 min.	25 min.	28 min.	28 min.
6ᵉ sem.	30 min.	30 min.	33 min.	35 min.	35 min.	37 min.
7ᵉ sem.	40 min.	40 min.	40 min.	43 min.	45 min.	45 min.
8ᵉ sem.	50 min.	50 min.	53 min.	55 min.	57 min.	60 min.

Pendant les trois premières semaines, roulez en suivant les indications de vitesses de la page 176. Adoptez une allure qui vous permette, tout en gardant le rythme, de vous familiariser avec les techniques du cyclisme. Quel que soit votre niveau, respectez le principe de changements lents, progressifs, afin de créer les bases d'une forme physique durable.

Pour votre sécurité : l'entretien de la bicyclette

Vérifiez fréquemment l'état des pneus pour repérer l'usure, les coupures ou la présence de corps étrangers susceptibles de provoquer une crevaison ou l'éclatement de la chambre à air.

La pression des pneus doit être adaptée à la température ambiante. Trop ou mal gonflés, ils s'usent plus rapidement.

Vérifiez aussi vos freins. Remplacez régulièrement les tambours.

Maintenez la chaîne et les pignons aussi propres que possible. Traquez la moindre tache de rouille. Huilez la chaîne, mais modérément. Nettoyez toutes ces parties « actives » du vélo avec un chiffon imbibé d'essence et une petite brosse métallique. L'essence laissera en place le graissage d'origine, alors qu'un dissolvant quelconque détruirait cette précieuse protection. Il est plus agréable de rouler avec un vélo correctement lubrifié, propre et bien entretenu.

Mieux vaut toujours vous munir d'une chambre à air de rechange, ainsi que d'une pompe à bicyclette. Emportez aussi un bidon d'eau fraîche et un peu d'argent... « au cas où » !

Une alimentation légère et nutritive

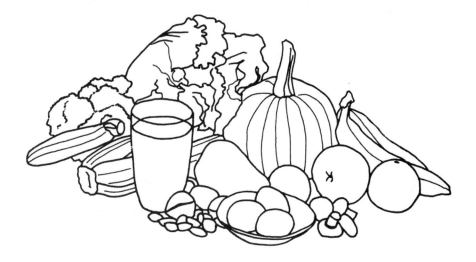

Tant de choses ont été écrites sur ce sujet, souvent divergentes d'ailleurs, qu'il est facile de tomber dans la confusion. La meilleure solution, pour y voir clair, c'est que vous découvriez vous-même ce qui vous convient. Une alimentation légère, équilibrée, aura une influence positive, vous le constaterez, sur votre humeur et votre comportement.

Premier problème : la quantité. La plupart des gens, en France comme aux États-Unis, absorbent plus de calories que l'organisme ne peut en brûler. Le surplus est stocké sous forme de graisse. Ce n'est pas la faim qui provoque la suralimentation mais plutôt un mécanisme de compensation dû à la tension nerveuse et à l'ennui. Plaisir passager qui disparaît bien vite, nous laissant lourds et sans dynamisme.

Aux repas, quittez la table dès que vous vous sentez rassasié. Ne vous gavez pas. Restez maître de vos esprits. Détendez-vous et cessez de penser à la nourriture.

Deuxième problème : la qualité. Nous sommes de plus en plus conditionnés par la vie moderne, la publicité et les médias à manger n'importe quoi : chips et coca-cola, sucreries plus ou moins chimiques, « hamburgers » et autres « fast-food ». Les enfants absorbent des boissons chocolatées au lieu de boire du lait naturel. Les pâtisseries remplacent les fruits et les boissons gazeuses l'eau fraîche. Les habitudes alimentaires se prennent très jeunes et il est très difficile, plus tard, d'en changer. N'ayons pas peur de dire qu'il y a des nourritures indignes de ce nom. Ce n'est pas parce qu'on nous en vante fallacieusement les qualités qu'il faut s'empresser de les consommer.

De nombreux parents oublient qu'ils sont, auprès des leurs, les seuls enseignants en la matière. Ils se soucient peu de la valeur nutritionnelle de ce qu'ils servent à leurs enfants, choisissent des mets qui se préparent facilement ou dont l'apparence et le goût sont les plus flatteurs.

Nous nous identifions parfois tellement à ce que nous mangeons que la moindre remarque à ce sujet froisse notre amour-propre. Non seulement on nous conditionne à avaler telle ou telle chose, mais nous-même en faisons un droit à défendre ! A moins que ce soit, tout simplement, la peur du changement. Ce mimétisme et ce conservatisme sont, en tout cas, un obstacle à la découverte d'une diététique correcte.

Il est impossible de transformer en un jour les habitudes alimentaires de toute une vie. On peut, cependant, les abandonner une à une. Le meilleur moyen consiste encore à arrêter d'abord l'abus des aliments trop riches. L'excès de sucre raffiné, de farine blanche, de gâteaux et de biscuits contenant des conservateurs, peut être supprimé. Dans la mesure du possible, évitez les conserves (la cuisson en a retiré presque toute la valeur nutritionnelle). Abandonnez les « petits en-cas », chips, friandises ou boissons gazeuses. Graduellement, vos goûts se modifieront, ce qui ne signifie pas que vous en viendrez à aimer des choses sans goût. Bien au contraire, vos papilles gustatives sauront détecter celui, subtil et délicieux, d'aliments plus naturels. Votre sens du goût s'aiguisera et, sans vous forcer, vous prendrez plaisir à consommer des produits sains.

Si vous voulez savoir comment préparer des repas avec des fruits et des légumes frais, des céréales, des noix, de la viande maigre et des produits laitiers, les livres abondent aujourd'hui sur ce sujet. Vous apprendrez à remplacer la farine blanche par des farines complètes, le sucre blanc par du miel ou du sucre roux, les conserves par des aliments frais. Avec un peu de bon sens et le goût de l'invention, vous consacrerez sans doute un peu plus de temps à la recherche qu'à la cuisson mais, la pratique aidant, vous y parviendrez sans difficulté.

Avec le temps, votre corps vous montrera les progrès accomplis. Une bonne alimentation et des exercices physiques réguliers vous rendront meilleure mine et meilleure santé. Vous vous sentirez bien. Essayez de déterminer le type et la quantité de nourriture les mieux adaptés à vos besoins afin de rester en forme sans perdre de l'énergie.

A corps sain, alimentation saine. Et inversement. L'activité physique est nettement plus agréable quand le corps reçoit quotidiennement la nourriture qui lui convient. Loin d'être alourdi, freiné par des mets trop riches ou trop abondants, vous retrouverez l'entrain qui vous manque souvent pour agir et faire de l'exercice. Par contre, si vous ne prenez pas la chose au sérieux, il est certain que vous continuerez à fonctionner bien en deçà de vos possibilités.

Pour acquérir de meilleures habitudes alimentaires

1. Mangez seulement quand vous avez faim. Ne vous inquiétez pas : votre corps criera famine au bon moment.

2. Ne grignotez pas avant et en cours de repas. C'est un surcroît de travail pour l'appareil digestif.

3. Ne mangez pas trop. Quittez la table rassasié, non gavé. Mastiquez bien. Détendez-vous et appréciez ainsi le moment du repas.

4. Lisez attentivement sur les emballages la composition des produits que vous achetez. Évitez ceux qui contiennent des colorants, des arômes artificiels, du sucre raffiné (ou des substances chimiques de plus de trois syllabes !)

5. Méritez vos repas en faisant du sport. Ne vous contentez pas de manger par désœuvrement.

6. De temps à autre, sautez un repas, surtout les jours où vous n'avez à fournir aucun effort physique. Ce petit repos fera du bien à votre appareil digestif.

Changer de régime alimentaire demande courage et volonté pour dire « non » aux mauvaises habitudes qui minent l'énergie et la santé. Pour mener une vie saine, combinez le stretching, la relaxation et une diététique appropriée avec le travail et l'activité physique. Vous pourrez de la sorte développer vos capacités de façon simple, heureuse et naturelle.

Le dos

Plus de 50 % des Français souffrent du dos à un moment donné de leur vie. Certains problèmes dérivent de malformations congénitales, comme la scoliose ou la lordose (déviations de la colonne vertébrale). D'autres résultent d'un accident d'automobile, d'une chute ou d'une blessure survenue en pratiquant un sport (la douleur peut, dans ce cas, disparaître puis resurgir plusieurs années après). Mais la plupart du temps il s'agit tout simplement des effets d'une mauvaise posture, d'un excès de poids, de l'inactivité ou d'un manque de force abdominale.

Pratiqués avec discernement, le stretching et les exercices abdominaux peuvent soulager le dos. De toute façon, consultez un médecin compétent qui vous examinera et pourra situer ainsi l'origine de vos douleurs dorsales ou lombaires. Demandez-lui de vous conseiller pour choisir, parmi les étirements et exercices présentés ici, ceux qui vous conviennent le mieux.

Si vous avez eu dans le passé des soucis de dos, évitez les étirements qui vous obligent à le cambrer (« hyper-extensions »). Ce genre d'exercices, parce qu'il produit trop de tension dans la partie basse du dos, n'a pas été inclus dans cet ouvrage.

La meilleure façon de prendre soin de son dos consiste à respecter les techniques de base du stretching, de la musculation, et les indications que nous donnons pour la position debout, assise et allongée. C'est en effet notre attitude physique quotidienne, heure par heure, qui détermine l'état général du corps. Vous trouverez, dans les pages suivantes, quelques suggestions pour soulager le dos. (Voir également page 107.)

Pour prendre soin de votre dos

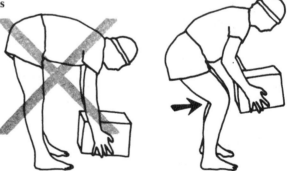

Ne soulevez jamais quelque chose, quel qu'en soit le poids, en gardant les jambes raides. Pliez toujours les genoux, afin que ce soient les muscles des jambes qui supportent l'effort et non les muscles plus faibles de la région lombaire. Gardez le fardeau près du corps et le dos aussi droit que possible.

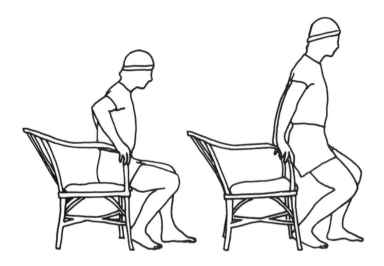

En se levant ou en s'asseyant, on soumet parfois le dos à une pression trop forte. Aussi, quand vous vous levez, ayez un pied plus avancé que l'autre. Faites glisser vos fesses jusqu'au rebord de la chaise. Puis, le dos droit et le menton rentré, utilisez les muscles des cuisses et des bras pour vous redresser.

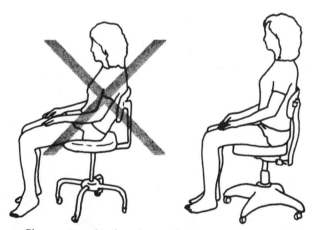

Si vous avez les épaules tombantes et que votre tête a tendance à piquer vers l'avant, prenez sur vous et remettez-vous droit. Pratiquée régulièrement, cette position diminuera la tension du dos et vous rendra de l'énergie. Rentrez légèrement le menton (ni baissé ni pointé vers le ciel), la nuque bien d'aplomb. Tirez les épaules en arrière et vers le bas. Respirez comme si vous vouliez élargir le dos en dessous des omoplates. Quand vous appuyez le bas du dos contre le dossier d'une chaise, contractez les muscles abdominaux. Faites-le aussi quand vous conduisez ou que vous êtes assis à une table. Renouvelez souvent l'exercice et vous entraînerez ainsi vos muscles à garder naturellement et sans effort une position plus tonique.

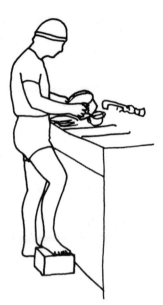

Vous restez debout au même endroit pendant un certain temps, par exemple pour faire la vaisselle. Posez alors un pied sur une boîte ou un petit banc. Ceci réduira en partie la tension que la station debout fait subir à votre dos.

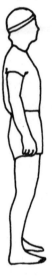

Vos genoux devraient être légèrement pliés (d'un ou deux centimètres), les pieds pointés franchement vers l'avant. Cette position vous évitera de trop pencher les hanches et vous fera utiliser les muscles du devant des cuisses (quadriceps) pour contrôler votre équilibre.

Ne restez pas debout avec les genoux bloqués. Les hanches basculent trop vers l'avant, ce qui accentue la pression sur le bas du dos. Laissez les quadriceps soutenir le corps dans une position plus forte, plus affirmée. Genoux légèrement fléchis, le corps prendra un meilleur alignement.

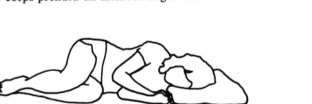

Un bon lit ferme, pas trop mou, est excellent pour la santé du dos. Dormez de préférence sur le flanc, peu importe lequel. Un estomac comprimé peut à la longue créer une forte tension dans la région lombaire. Si vous dormez sur le dos, calez un coussin sous vos genoux pour réduire un tel effet et maintenir le bas du dos plat.

Dès que vous vous rendez compte que votre position est mauvaise, rectifiez-la. Prêtez attention à la manière dont vous vous tenez en marchant, en vous asseyant ou en dormant, et les progrès viendront d'eux-mêmes.

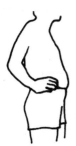

Les maux de dos sont souvent dus à un excès de poids à la taille qui, sans le support d'une bonne ceinture abdominale, produit un basculement progressif de la région pelvienne vers l'avant. Ce changement de gravité fait travailler le dos en permanence et le rend douloureux.

Voici quelques suggestions pour vous tirer d'affaire :

1. Développez les muscles de l'abdomen en exécutant régulièrement des exercices abdominaux (boucle abdominale, boucle coudes-genoux, boucle coude-genou opposés, pages 153-54). Là encore, ne forcez pas. Soyez patient et régulier. L'anomalie, sinon, ne fera que s'aggraver.

2. Travaillez les muscles de la poitrine et des bras en opérant des tractions (page 155). Cet exercice stimule le haut le haut du corps sans fatiguer la région lombaire. Choisissez, pour commercer, un enchaînement du type 10-8-6, ou un autre — mais commencez !

3. Étirez-vous comme indiqué en page 48 (muscles du devant des hanches) et pages 24-30, 62-67 (muscles du bas du dos). En renforçant la région abdominale et en étirant les zones dorsales et lombaires, vous réduirez progressivement le basculement pelvien qui est la cause principale de nombreux problèmes de dos.

4. Contrôlez votre régime alimentaire pour résorber peu à peu l'excès de poids et laisser l'estomac se rétrécir. Trop distendu, il réclame beaucoup plus de nourriture que celui d'un athlète entraîné.

5. Apprenez à marcher avant de faire du jogging, et à « jogger » avant de courir. Faites 2 kilomètres par jour (d'une traite), sans accroître la prise de calories, et vous perdrez cinq kilos en un an.

Le stretching en bref

Voici un résumé des étirements et exercices présentés dans cet ouvrage. Les médecins peuvent l'utiliser chaque fois qu'ils ont à prescrire des programmes de relaxation et de rééducation.

ÉTIREMENTS

Exercices de relaxation pour le dos - *pages 24-30*

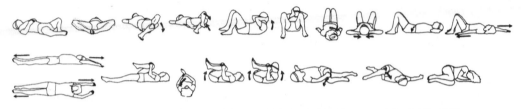

Exercices pour les jambes, les pieds, et les chevilles - *pages 31-39*

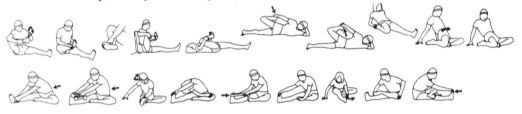

Exercices pour le dos, les épaules et les bras - *pages 40-45*

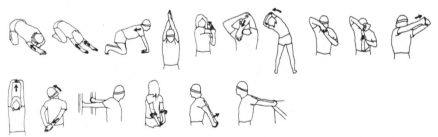

Une série d'exercices pour les jambes - *pages 46-51*

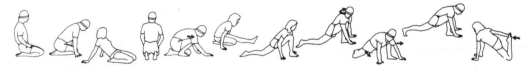

Exercices pour le bas du dos, les hanches, l'aine et les cuisses - *pages 52-60*

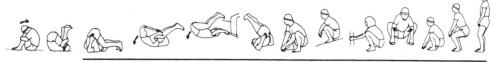

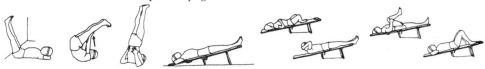

Exercices pour le dos - *pages 62-67*

Élévation des pieds - *pages 68-70*

Exercices en position debout pour les jambes et les hanches - *pages 71-77*

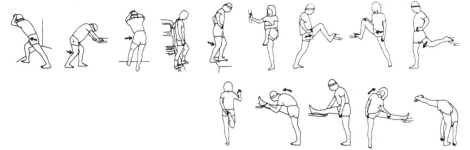

Exercices en position debout pour le haut du corps - *pages 78-83*

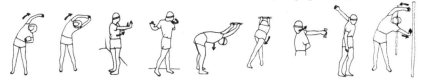

Exercices à la barre fixe - *page 84* Exercices pour le haut du corps avec une serviette - *pages 85-86*

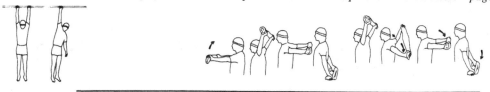

Exercices en position assise - *pages 87-90*

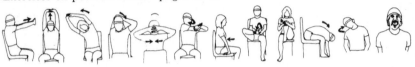

Exercices d'élévation des pieds pour l'aine et les cuisses - *pages 91-92*

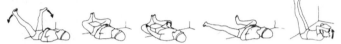

Exercices jambes écartées pour l'aine et les hanches - *pages 93-96*

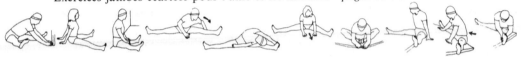

EXERCICES POUR LES MUSCLES ABDOMINAUX

Abdominaux - *pages 152-54*

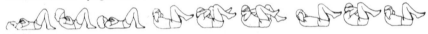

Bras et poitrine - *pages 155-56*   Chevilles, orteils et jambes - *pages 156-159*

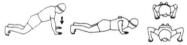   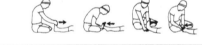

Doigts, mains,   Les barres   Avec une chaise
poignets   parallèles   *page 161*
et avant-bras   *page 161*
  page 160

La barre fixe - *pages 162-164*   Les escaliers - *pages 164-166*

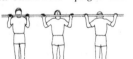   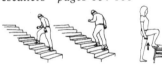

PRÉPARATION AU SPORT (marche, course, cyclisme, natation, etc.) *pages 167-168*

UNE ALIMENTATION LÉGÈRE ET NUTRITIVE *pages 179-181*

LE DOS *pages 182-185*

      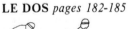

Index

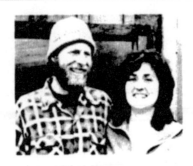

Les auteurs

Né en 1945 en Californie, Bob Anderson, professeur d'éducation physique, peut être considéré comme l'un des pères du stretching.

Principal artisan de cette méthode aux Etats-Unis, il a enseigné son art à des centaines de sportifs de haut niveau, nageurs, cyclistes, haltérophiles, joueurs de tennis ou de volley-ball. Il a en outre initié au stretching les membres de l'équipe olympique américaine de ski alpin et de patinage artistique. Il continue de travailler, au titre d'expert, auprès de nombreuses équipes professionnelles de football américain et de basket-ball.

Sa femme, Jean Anderson, pratiquante assidue du stretching elle aussi, est l'auteure des dessins qui illustrent ce volume.

Achevé d'imprimer au Canada
sur les presses de Imprimerie Lebonfon Inc.